U0206607

国家古籍整理出版专项经费资助项目

青城山道医文献选辑（第一辑）

古方校正·脉诀

撰	佚名
辑校	王含阳
校注	谢克庆　等
整理	韦　平　张文坪
	洪闫华　贾喆成
	焦一菲　廖品清

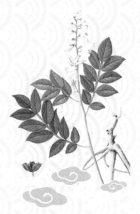

西南交通大学出版社

·成都·

图书在版编目（CIP）数据

古方校正·脉诀 / 佚名撰；王含阳辑校；谢克庆
等校注. —成都：西南交通大学出版社，2018.3
（青城山道医文献选辑. 第一辑）
ISBN 978-7-5643-6119-8

Ⅰ. ①古… Ⅱ. ①佚… ②王… ③谢… Ⅲ. ①方书—
中国—古代②脉诀 Ⅳ. ①R289.32②R241.13

中国版本图书馆 CIP 数据核字（2018）第 065138 号

青城山道医文献选辑（第一辑）

Gufang Jiaozheng Maijue

古方校正·脉诀

撰　　　佚　名

辑校　　王含阳

校注　　谢克庆　等

出　版　人	阳　晓
策 划 编 辑	杨岳峰
责 任 编 辑	杨岳峰
助 理 编 辑	李施余
封 面 设 计	原谋书装
	西南交通大学出版社
出 版 发 行	（四川省成都市二环路北一段 111 号 西南交通大学创新大厦 21 楼）
发行部电话	028-87600564　028-87600533
邮 政 编 码	610031
网　　　址	http://www.xnjdcbs.com
印　　　刷	成都市金雅迪彩色印刷有限公司
成 品 尺 寸	170 mm × 230 mm
印　　　张	13.75
字　　　数	123 千
版　　　次	2018 年 3 月第 1 版
印　　　次	2018 年 3 月第 1 次
书　　　号	ISBN 978-7-5643-6119-8
定　　　价	68.00 元

序

　　东汉末年，南阳张仲景宗族，自建安纪年后，犹未十稔，其死亡者，三分有二，伤寒十居其七。仲景感往昔之沦丧，伤横夭之莫救，乃勤求古训，博采众方，并平脉辨证，为《伤寒杂病论》，合十六卷。书成之后，仲景曰："虽未能尽愈诸病，庶可以见病知源，若能寻余所集，思过半矣。"仲景之言，绝非夸张溢美，而是实事求是，恰如其分。因为《伤寒杂病论》问世之后，医治外感疾病有了六经辩证之准绳，而诊疗内伤杂病也有脏腑辩证之指南，治疗效果得以大幅度提高，后世感激仲景，因此尊称为"医圣"。

　　大隋开皇年间，幼年孙思邈偶遭风冷之邪，屡造医门，而汤药之资，竟罄尽家产。有感于罹疾之痛苦，求医之艰难，故孙思邈在青衿之岁，即崇尚医典，白首之年，犹手不释卷，明确提出："人命至重，有愈千金，一方济之，德逾于此。"强调方药本草，不可不学。但当时存世诸方，部帙浩博，忽遇仓卒，求检至难，比得方讫，疾已不救，可不惨哉！思邈痛夭横之幽厄，惜随学之昏愚，乃博采众经，删裁繁复，务在简易，以为《备急千金要方》一部，凡三十卷。该书除列述临床内、外、妇、儿各科疾病，辨证论治甚详而外，在养生学、食疗和药物学方面，也有精彩论述。正是孙思邈在医药方面贡献卓越，故有唐以降，民间奉为"药王"，各地立祠纪念，千年香火不绝。

巴山蜀水，物华天宝，钟灵毓秀；天府之国，民富廪实，英贤辈出。作为天下名山，青城山既是中国道教发祥之胜地，又是中医药文化藏珍之宝库。史书有载，历代高道大德，如张道陵、范长生、杜光庭、陈清觉、李调阳等均以青城山为洞天福地而设坛修炼，自此称青城山为"神仙都会"。民间所传，青城道士深谙医理，妙术通神。唐广济先生邢道士治疗武宗皇帝心热之疾，仅用青丹二粒饮以梨汁即愈；宋皇甫坦治疗显仁太后目疾，一药而瘳。而成都知府辛谏议患风疾，诸医不效。青城山丈人观道长康道丰进以煅制云母粉，立瘥。宋明以后，青城山道士除清修道家功课以外，还诵读内难诸经和医圣、药王之书，又利用青城山地区丰富的中草药资源，为当地群众医治各种疾病，收效良好。道士们将充分利用当地药物资源，结合中医药理论，为广大群众医治疾病的方式方法加以发挥，而把其中用药独特、疗效突出、副作用小的医术和药方，称之为"青城药功"。青城药功发展到清末民初张永平、刘圆常、王含阳、慕至强时达到了顶峰。

丙申年春，克庆师生到都江堰市玉堂镇拜访王含阳之徒贾喆成先生，从贾先生所保存的药功资料来看，这部分资料虽然只是王含阳道长藏书与著述的一部分，但已经涉及内科、妇科、儿科、外科、骨伤科，另有药物、方剂、脉诀和针灸等多种专著。王含阳道长生前曾在青城后山水磨乡猫坪开设诊所，热心为广大群众服务，诊治百姓所患各种病痛。他曾填词一首，表明自己的心迹：

医乃道艺之术，须当立德行仁。临时辨证要留心，金资有无莫论。症若无从着手，当推另请高明。握拳夺利误人生，遗臭污名耻甚。

意思是说：医治疾病只是践行道教善举行仁积德的一门技艺，行医治病的医生应当把树立仁德放在首位，不论什么时候、什么地方，对待什么病人、什么病症，都要一视同仁，用心治疗。至于病人贫富、付得起付不起诊费，那并不重要，重要的是先治病救人，再论其他。对于一些危重病人，如果医生一时摸不着头脑，无从下手，就莫让病家耽误时间，无端在诊所停留，而要劝告病人及其家属及时转移到有条件的地方诊治。做医生，就要心系病人安危，不要图谋病家钱财。如果不顾病人死活，只想伸手捞取病家钱财，那就会遗臭万年，十分可耻。

在数十年的医疗实践中，王舍阳道长以上面所填《西江月》词为座右铭，很好地兑现了"立德行仁"的诺言。他医德高尚，医术精湛，服务热情，态度和蔼，对病人如亲人，对群众如兄弟，因此在猫坪水磨乡一带，树立了崇高的威信，当地百姓亲切地称呼他为"王道仙"。"王道仙"之所以不同凡响，被群众尊奉为"王道仙"，是因为他除了凭借崇高的品德和卓越的医术，数十年临症不辍，除恶祛邪，解民倒悬，还在保存和整理大量前代医药图书的基础上，亲笔抄录《草木生春》，编著《诊脉玄机》《鉴戒药性》《鉴戒医案百宗》《妇孺全科》《丸散膏丹》等医学著作，用以教徒，并让青城药功传之后世，弘扬光大。所以王舍阳和医圣张仲景、药王孙思邈一样，其英名与功绩并传不朽。

贾喆成先生是真诚和忠实的，他用他的真诚和忠实妥善、完好地保存与珍藏了他的师父和师祖的遗书。同样，克庆、品清与一菲、闫华、文坪、韦平、陈来、新科师生也是真诚和忠实的，我们会以真诚和忠实的行动按时保质保量地完成对"青城山道医文献选辑（第一辑）"原稿的辨识、电脑录入、校对、注释和校勘任务，尽快将这部分稿件交付出版，以遂王含阳大师在天之愿，以圆贾喆成先生殷殷之梦，是为之序。

谢克庆

丁酉年芒种日

凡　例

　　《古方校正·脉诀》校注本以王舍阳整理校正之抄本为底本。

　　凡原文中的繁体字、异体字，径改为简体字。

　　文中错别字改正字、规范字以〔　〕表明，漏字以〈　〉补充，无法辨识之字以□标明。

　　对于文中方言词意义不清处，在注释中予以说明。

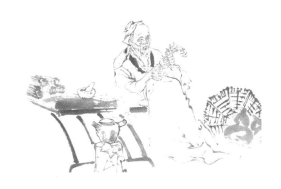

目　录

古方校正

脉　诀

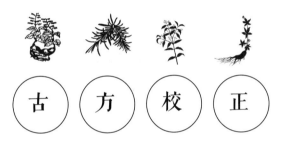

古 方 校 正

《古方校正》整理说明

　　王舍阳道长少习儒学，又读医经，先从其父王公学济世活人之术，又拜江津名医赵海泉为师，苦读经典，精究方术，祛邪除病，救死扶伤，遂以医为业，并遍游巴山蜀水增广见闻，寻访名师，达二十余载。1937年，他在观览青城胜境时，得闻当地老人村有张道师，身怀绝技，除精通医道之外，还深谙养生驻颜真谛，年逾八十而貌若青年，心甚异之，遂生敬仰。经过了解，张道长名永平，号纯中子，时为青城后山水磨乡黄龙观住持，乃道教全真龙门派第十八代传人。于是王舍阳到黄龙观晋谒张住持，拜入道教，修道悟真，养性怡神。在王舍阳的同门道兄中，有一位道兄刘圆常，年长王舍阳两岁，亦通晓医道，王舍阳遂与刘圆常联手，为当地穷苦百姓诊治疾病，送医施药且大多不收金资，行善积德，慈幼惠众，深受当地黎民众庶欢迎。他们为群众医治沉疴痼疾、妙手回春的遗闻佚事，至今在民间广为流传。

在青城山道教发祥、流传和发展的 1800 多年历史中，出现过许多著名的杰出人物，如张陵、范长生、杜光庭、张继先、陈清觉、彭椿仙等，都为青城道教文化的传承和弘扬做出过巨大贡献，而聪明才智超凡出众的张永平、王含阳、刘圆常师徒，则在青城道医的继承、提高和传播方面做出了成绩。在张永平大师羽化之后，王刘二人不但禀承其师遗愿，继续收徒传艺，还收集与校释道医古籍，并编写教本，又著书立说，为继承发扬青城道医文化不辞劳苦，起到了不可替代的重要作用。

关于刘圆常老师的医德医术和传承脉络另文撰述，这里重点介绍一下王含阳老师。王含阳，道名圆光，号洞明山人。他一生习儒崇道业医，勤于著述，笔耕不倦，不辞劳苦，著作等身，在数十年的时间里，他收集、整理、校正、注释和编撰医道各类著作超过 20 部。近代蜀中道师校点著书，笔耕之勤，作品之富，无出其右者。《古方校正》就是他整理校正过的古籍。

《古方校正》这部玄妙精当的方剂著作，共分十个部分。

第一部分，处方释义，又叫主方释义。指出主方有道，得法为正，强调方剂要组方合理方有效，必须遵守和符合治法的要求。

第二部分，身中八卦，说明人和自然是一个统一的整体，养生和医治疾病都需要人们重视整体观。

第三部分，古法名方，详细解读分析 60 余首古方的结构组成、功效治则和适应病症。收载古方以医圣张仲景《伤寒论》《金匮要略》书中经方为主，兼及后世名方。适应病症以外感内伤疾病为多，也有治疗皮肤肌腠病症的。此书名为《古方校正》，但立意不是纠偏改错，而是对古方认识与用途的补充发挥。认真阅读古法名方批语，其意自明。《古方校正》的手写封面上，在标题右下方，有一行小字，内容为"医道元旨第四册"。这行小字向读者透露出两条信息。一是《医道元旨》是王舍阳老师耗费多年心血整理的道医系列丛书的总名称，而《古方校正》是其第四册。二是包括《古方校正》在内的《医道元旨》系列丛书现在手稿，其形成时间，应在清康熙之后，废帝宣统逊位之前。因为"元旨"之"元"，本该是"玄"，"元旨"就是"玄旨"。玄旨，玄妙的旨趣，指这部丛书内容丰富，道理深奥，实用性强，质量高，所载古方疗效好。原稿形成时，因为要避康熙帝名字"玄烨"中的"玄"，故将"玄"以"元"替代之。由此推断这套丛书手稿当是清朝人撰写或抄写的，原作者当为道士而隐名不署。而此书经王舍阳老师收藏整理，只好标明"洞明山人"以示后增的补充内容之文责由王舍阳老师自负。

第四部分，伤寒口诀（阴阳虚实寒热表里歌），载录治疗表里虚实寒热常见疾病方剂8首。8首方剂治法严谨、组方缜密、用药精准，在黄连解毒汤、承气汤、六君子汤、黄芩建中汤等方剂中，校正者根据病情需要进行加减化裁，若使用得当，应如桴鼓。读者如遇此症，照搬原方，也可获得一定的疗效。

第五部分，六治之法（专治、分治、变治、霸治、王治、终治）方剂举隅。中医治法以功效不同，一般分为汗、吐、下、消、温、清、补、和八法，这是遵照《黄帝内经》"寒者热之，热者寒之，虚者补之，实者泻之"的思想进行的分类，而《古方校正》的专治、分治、变治、霸治、王治、终治六法，则是参照人类社会习俗和道德规范所进行的分类。六类大法，共收录方剂22首，可供欣赏、参考与选用。

第六部分，外感条例，本部分记载风寒之邪所致感冒发热以及中寒伤胃或虚寒内热、阴虚盗汗等症的相应治疗方剂13首，引用古方，参以己意，临床上屡试屡验，故校正时作者收入书中。

第七部分，中风海上方（附治寒热湿疸方），这一部分所列方剂，既有治疗中风、中寒之方，也有降火、除湿、化痰、解毒之剂，实乃治疗内科常见诸症及疑难病症之锁钥，且有滋阴补肾、清胃养荣、治疸消肿之妙方，共 24 首，读者不可不知也。

第八部分，内伤总司（五劳七伤），以五劳七伤虚证为主，列出汤方与药酒方剂 10 首，既可供医者选用，也可让读者参详。

第九部分，疮科验方，本部所列验方治疗的痈疔疮疡分属头部、耳鼻、口舌、咽喉、胸腹腰背、四肢，并专门指出双膝以下称臁部，臁部所患的疮疡叫臁疮，有内外之分，较难医治，故意予单列，以方便使用者检阅。外属三阳湿热蕴结，内为三阴虚热纠缠。无论内臁、外臁，临床均属可治而难治之症，故《古方校正》单列臁疮总司，包括治疗坐板疮、鹤膝风、瘰疬、九子疡、马刀疡等良方。

第十部分，收录徐茂昌治疗跌打损伤、接骨续筋秘方 33 首。徐茂昌为民间良医，其事迹失考，校正者以为他山之石，亦可攻玉，故列述名方，以备考阅。

现将笔者重新整理、点校、注释《古方校正》的有关情况说明如下：

第一，本书共收载古方、验方、良方和妙方约 300 首，所治疾病，以内科常见杂病和外科疮疡及跌打损伤为主，兼及妇科经带胎产乳疾与儿科麻痘惊疳诸症，是一部临床医生必备之书。

第二，本书名为《古方校正》，丛书名《医道元旨》。

阅读本书，切不可望文生义，以为古方校正，一定是找出和订正古方的疏漏乃至错误，其实本书所言校正，完全是另一层意思。笔者在整理本书时，注意到本书的丛书名，叫做《医道元旨》。元者，玄也。玄旨，玄妙的旨趣也。既为玄妙，就是经典，实乃方剂之轨范、百世之楷模也。不仅不存在疏忽或谬误，且有许多关键和秘密以及注意事项，需要评点、补充和说明。如主方释义是法由病立、药随方遣，身中八卦强调人与自然是一个统一的整体，辨证施治必须充分重视人与自然的关系。在古法名方大、小柴胡汤条目之下，校正者除写出两方适应症以外，还附上服药宜忌及注意事项，言简意赅，词语恳切，名曰校正，实为阐扬发挥。又如在小金丹中要使用茯水，而茯水有剧毒，必须炮制去毒之后，才可入药。怎么炮制去毒呢？校正者根据自己的实际操作经验，附上茯水土炒酒浸吸油去毒的复杂而具体的制作方法，坦陈秘术，毫无保留。而在蒲阳光明膏、八宝红升丹、玉红膏、阳和膏、臁疮膏方、三香挟纸钱、九龙丹等方条目之后，也对制作方法加以详细具体的交代，所以本书的学术价值和实用价值都是很高的。将《古方校正》美其名曰"医道元旨"，名副其实，绝非浪言。

第三，原书作者在撰写过程中，不但收入了大量古代的经典名方，如《伤寒论》《金匮要略》《肘后方》《千金方》当中的方剂，而且也收录了明清名医的方剂，如《林屋山人治痘方》《徐茂昌国术秘方》。不仅如此，校正者师徒还将自己临床多年、在实践中创制的妙方、验方毫无保留地贡献出来，更显宝贵。如山人治高热发斑疹方、山人治蛇伤方、山人治顽疮痼疾秘法、洞明山人蒲阳光明膏、洞明治癣方、洞明治臁丹等，不仅是自创，而且疗效奇佳。连同古方，一并收入本书，使本书既贯穿古今，又沟通彼此，贴近生活，联系现实，别具一格，读起来让人耳目一新，特别亲切。其医学价值和实用性更是不容置疑。

第四，张永平、王舍阳师徒虽然都出身道门，又都做过黄龙观住持，同是德高望重的高道大德，但他们始终见素抱朴，关心百姓疾苦，关注群众生活。王舍阳老师在他的另一部著作《鉴戒医宗百案》扉页上曾以《西江月》为词牌，这样写道："医乃道艺之术，须当立德行仁。临时辨症要留心，金资有无莫论"。明明白白地发出严正声明，行医不是做生意、做买卖，行医是为了治病救人，解民倒悬，救民于水火，使人摆脱痛苦，金资多少、有无都不在话下。因为行医的目的不是营利，更不是牟取暴利。在《鉴戒医宗百案》第一百零一宗使用艾灸治疗水磨乡农民吴永安的五甲风时，特别写明"每灸一次，金资五分。如疗永安之病到愈时，总计费泽四角"，收费何其低廉！《古方校正》中，在生脉散条目后，校正者特别说明，人参价格昂贵，穷苦之人负担不起，"则以泡参一两代之"，并指出重加柏子仁尤妙。在秌（即熏烤）痦疮方条目后，校正者还专门附上了基本上不花钱就可以治病的简易方法，即以红甘蔗皮四两炕干，再用柏树果一把，蝉蜕15个，共为末，裹成纸捻子"秌"患部即可起到治疗作用。这三种药物，在农村不用花钱就可以找到，如此仁心仁术，可昭日月。

第五，由于写作本书时，汉字尚未简化，而作为儒学功底深厚的《古方校正》著述者，不但习惯使用毛笔、采用文言的方式，而且全书使用繁体字。但时间毕竟已过百年，21世纪已经发展到信息和网络时代，现在的年轻读者，不但不会书写繁体字，就连辨别认读繁体字也有很大困难。有鉴于此，整理本书时，凡是遇到繁体字，笔者都以对应的简体字予以置换。原书中使用的一些川西方言，比如"生肌告口"的"告"字，在此处是"使……愈合"的意思。"生肌告口"即使疮疡创面（伤面伤口）愈合，让肌肉能够生长出来的意思。又如秌痦疮简易法中，以蔗皮、柏树果、蝉蜕共为末，作纸捻卷之，将患者脱去衣裤，用被子围紧，留患部在外，"秌之即愈"的"秌"字，原文作"烁"。"烁"其实就是"秌"的异体字，不过在此它已经完全改变了身份，不再是名词，也不能解读为秋天、秋令或秋季，它已变成了一个动词。"秋之"的意思就是把裹着药末的纸捻子点燃以后，用其热力熏烤患病部位。这类方言，本书中予以保留，但外地读者不易理解，故用注释的形式加以说明。

最后需要提醒读者的是，这批道医文献主要是青城山历代道医自藏翻阅研读或课徒所用，故而语言浅显，所收方剂操作性很强，我们整理出版本书，意在将青城道医的智慧结晶传承下去，供当今研究人员参鉴，读者如患相应病症，切勿照方抓药，而应及时就医并遵医嘱用药，免生祸患。

古方校正

医道元方第四册

第四册目录

中风世外方（附寒热湿症）

内伤总司方

□痛妙方

主方释义

洞明曰：主方有道，得法为正，大凡治病，若有帅魁，若然首将不雄，则其灾患难除。譬如，头痛症则以川芎为君，清其上焦，细辛佑〔佐〕之，散其风寒。如眼黑晕症，则以明天麻为主，双钩藤佐之。如口鼻衄血，以西〔犀〕角为主，生地佐之。如齿痛症，以玄参为主，黄芩、石膏佐之。如咽喉痛，以山豆根为君，射干、桔更〔梗〕佐之。如胸腹刺痛，以吴于〔茱〕为君，玄胡佐之。若是胸胁引痛，则以只〔枳〕壳为主，青皮佐之。如胸腹冷痛者，以老叩〔蔻〕为君，胡椒佐之。如膀胱疝气，则以小茴〈香〉为主，巴戟、橘核佐之。如肠结和下血，皆以大黄为帅，芒硝为将佐。若然手肘痛，以姜黄为主，桂枝、秦芄佐之。如腿膝痿痹，则以防杞〔己〕为君，苡仁、木瓜佐之（盖四肢虽连，上下治法不同）。如膝足痛，以丑牛为主，牛膝佐之（古人以腰膝同治，山人则曰不然）。如腰痛，以杜仲为主，巴戟佐之。膝痛以兔〔菟〕丝子为主，淫羊藿佐之。此为肢节之主治。假如五脏之受病，则按五脏虚实法以处之。斯乃帅军荡寇之法，贼邪焉能为害。大患既除，小疵自然瓦解散矣。

【批】山人曰：凡为主帅之药，须要重用，方能制化邪气。轻则五六钱以上，重则一二两不为多。谚云：量小非君子，心粗是匹夫。①

① 作者以用兵之法比喻用药治病之道。大敌当前非主帅英明不能克敌制胜，故各方必有主药。但用兵打仗，只有主帅，没有兵卒将校，难免势单力孤。同此，各方除主药而外，都要辅以他药，犹主帅帐下之将校兵士也。

身中八卦

山人曰：夫人身，有水火阴阳、五行四象、八卦干支，而配合性命、气血、骨节。五行配五脏，四象配四肢，八卦干支则分形变化而合天地之仪，是其造化之为道矣。而其所以然者，火为性，水为命，血属阴，气属阳，心属火，位居南，其卦离（☲），离中虚，乃外阳而内阴，为之真阴。其象神明即阳光矣。肾属真水，位居北，其卦坎（☵），坎中满，乃外阴而内阳，为之真阳。其象皎洁，即莹晶光矣。在天为日月，在人为性命，在象为水火，在变动则为电光，在造化为发育之玄机。有元始返终之道妙。人能修此造化以返回天，则为仙真。人能悟此造化以治世，则为圣贤。人能达此造化以医病，则为良医矣。①

---

① 天地之间，以阴阳五行为本，天人相应，宇宙是一个大世界，人体是一个小世界。阴阳配表里，五行配五脏，而四象配四肢，八卦干支则分形变化而从合两仪。火为性，水为命，血属阴，气属阳，阴阳气血变化而生大道也。

书云："道不远人，人之违道而远人也。"① 又曰："人能宏道，非道宏人"者耳。若人不知五行、八卦、阴阳变化之道，则自迷其性，自失其命也。医能及此，则知病机之变化，死生之灾祥，便能神明，用药精妙矣。贤者任之，以救人于水火之中也。盖水火竭则死，阴阳散则绝。凡人之阴虚者，则宜补血（古人以四物汤为主）。阳虚者，则宜补气（古人以四君子汤为主）。水不足者，则补肾（古以六味地黄汤为主）。火弱者，以状〔壮〕阳九味丸补心君。山人亦应用有方，然男子以气为主，若气虚者，法用洋参六君子汤治之（此乃专治气虚之症，直治之法）。②

洋参六君汤〔扶阳益气之法〕

洋参三钱　云苓三钱　贡术二钱　蜜草三钱
蜜著〔芪〕五钱
煎服，百合引。

017

【批】若穷民乏金，则以土洋参一两代之③（土洋参俗名高丽参，一两可替西洋参一钱之功效）。

---

① 语出《中庸》，"违道"本作"为道"。
② 道不远人，人自远之。人能宏道，道不能宏人。人不知道，自迷其性，则失其命也。医能及此，则能知病明理，用药必定精妙。
③ 底本"一两"之"一"多写作"乙"，注者径改之，全书不复出校。

如女人以血为本，若血虚者，则以龟胶四物汤治之。

龟胶四物汤（滋阴扶阳之法）

龟胶三钱　　阿胶三钱　　熟地一两　　秦归六钱

杭芍三钱　　川芎三钱　　红花二钱　　上桂一钱

香附五钱（酒炒尤妙）　益母草引

若然真水不足者，则用龟鹿金匮丸补其肾水。

龟鹿金匮丸（去〔祛〕邪养正之法）

熟地二两　　茯神一两　　桂心三钱　　黑附三钱

淮〔怀〕山五钱　枣皮四钱　寸冬五钱

益智仁六钱　车前仁五钱　狗肾六钱（去毛）

龟胶三钱　　鹿胶三钱

炼蜜为丸，神砂穿衣。如玛脑〔瑙〕大，每服三五丸，峡枣汤晨服为妙。

假如真火衰者，则心志不展，作〔做〕事健忘，相火衰者，则大便溏浠，腰脚无力，二症合治，法以九品状〔壮〕阳丹服之。

九品状〔壮〕阳丹（益火妙方）

洞明曰：生地四物汤加肉桂、黄附为守阴留阳之法。

上桂（去粗）一两（蒙桂尤妙）　丁香四钱

建莲二两　龙骨一两（煅）　牡力〔蛎〕三钱（煅）

生地二两　柏仁一两　寸冬六两　仙茅五钱

共为细末，炼蜜为丸，朱砂穿衣。晨服五钱，白糖开水饮之。病轻者，可以减之，汤服亦妙。更有滋阴养元汤，扶阳保真丸，皆是应用之方，见于内伤门。盖夫补水，须惜火力为妙，补火必须济水为元。水火有相济之功。阴阳有变通之妙。良医者，则自明其道理之不可以重烦耳。

辟瘟神仙丹

贯众四两　苍术、苏荷、紫苏、扁豆各一两

陈艾五钱　藿香八钱　降香一两　檀香八钱

香附一两　查〔楂〕肉一两　寸冬五钱　连翘一两

菖蒲一两（用头去毛）　细辛五钱　升麻五钱

甘草五钱

共为细末，以老姜十两捣汁调药，然后炼蜜作丸，三钱重一颗。外用水飞朱砂五钱、明雄黄八钱共研匀穿衣，大人每服一丸，小儿服半丸，孕妇忌服。

此丸专治瘟疫流行之症，其证主头痛发热，状似凉寒之情，尿赤、便闭、胎〔苔〕色赤、心烦闷等症。切忌妄作伤寒治之，则误人性命也。然此丸不仅治瘟疫一症，若诸病中疫者（吐泻皆为疫），用姜葱汤服一丸，取出汗为妙（被厚卧之也）。若四时感冒及中寒暑，皆以姜汤下。如伤风咳嗽、气逆痰喘者，苏子汤下。若中山瘴岚气、不服水土等症，则用槟郎〔榔〕草果汤服。如发疟疾，以柴胡青皮汤下。如鬼魇迷魂，取内东桃枝煎汤下。如小儿急慢惊风，以勾〔钩〕藤汤下。如藿〔霍〕乱吐泻，木瓜汤下。若心腹胀痛，山查〔楂〕槟郎〔榔〕汤下。如赤痢，当归汤下。如白痢，用淡姜汤下。

洞明曰：治国有道，则赏罚明，宣扬赏罚，则天下安。理身有道，则补泻明，精研补泻，则百病除。天下安，百病除，则圣贤之为道矣。

古法名方（汤诗六十四法）

独参汤（补方）

诗曰：

人参原是补药君，若得寸冬清能金^①。

更兼蓍〔芪〕草则泻火，善除烦渴益精神。

【释曰】人参为补品之重剂，若以西洋参代之，参须则以八百方能替其一两；若以泡参代之，则一两尚不能折一钱也。炙熟用则甘温，大补肺中之元气，更能益其脏腑（人参为补中之君，羊肉为补形之主）。熟则温寒，生则清热。人参得升麻则补上焦，煎泻肺火。得黄蓍〔芪〕则补中焦，得甘草则兼退大烧之热，为泻虚火之重剂。更除烦渴，添精神，定惊悸，通血脉，消痰水，破坚积，主治虚痨内伤。得茯苓则补下焦，兼清肾火。得寸冬，则清金而生脉。

---

① 清能金：应为"能清金"。

夫人参之功最大，尚能止梦中盗汗、寐热虚咳、反胃喘促、水泻疟痢、淋沥胀满，及中风、中暑，一切血症。凡久病者最宜，盖以生阳益气则阴自长矣。老人中气不足，则体虚羸，反致胀病，破之则剧，补之即愈。

山人释曰：（新病胀者，宜莱菔、青皮以破之；久病胀者，大宜补之则愈。）然久虚之症，受补中者则生，不受补者则死矣（久痢不治，用人参樗皮散服即愈）。

二陈汤（咳症）

诗曰：

二陈汤用青陈皮，云苓甘草半下〔夏〕宜。

加上瓜仁杏桔壳，前胡百合功效奇。

此方只五般，山人加上五般，专治风痰久咳之症，淡竹一钱引。

三仁汤（湿症）

诗曰：

苡仁杏仁白叩〔蔻〕仁，滑石通草法夏寻。

淡竹二钱为妙引，湿温寒温服即平。

【解曰】此方主治至夏和初伏之时，中温而头痛身烧，舌黄脉缓，四肢无力，饮食不思为症。

异法三生饮（风杂）

诗曰：

　　三生饮用生南星，二乌白附半夏称。

　　甘草细辛皆生用，中风痰涎效如神。

【批】凡中风失语及半边风瘫、麻木不仁等症皆宜服之。重者皆用一两以上，轻者则用三五钱。惟细辛宜量用。如筋扯者，则加姜虫〔僵蚕〕、全虫，冲酒灌之即醒。

四物汤

诗曰：

　　四物地芍与归芎，血家百病此方通。

　　八珍合入四君子，血气双疗功独重。

【释】四物汤只此四味，加入四君子汤则成八珍汤也。

四君子汤

诗曰：

　　四君子汤中和义，参术茯苓甘草备。

　　益以夏陈为六君，或加香砂虚寒嗜。

四逆汤

诗曰：

四逆汤治脚下寒，二两甘草一两姜。

黑附五钱为妙剂，伤寒厥逆是灵丹。

麻黄桂支〔枝〕汤（寸脉虚者忌服）此乃发表重剂

诗曰：

麻黄汤中有桂支〔枝〕，杏仁甘草四般施。

发热恶寒身骨痛，须知一服汗淋淋。

【批】此方主治伤风咳嗽、总常鼻涕者服。然宜初感乃妙，若三四日而发皮热者，则宜人参败毒散以解肌为妙矣。若气虚和内伤感寒者，皆禁服表药。

桂支〔枝〕汤

诗曰：

桂支〔枝〕汤内药三般，芍药甘草一处攒。

加上麻黄葛根内，伤寒有汗此先当。

【批】此方主治凉寒冷嗽，骨寒畏冷者服。然宜初感者宜，久疟和内伤俱忌。

苡仁汤

诗曰：

苡仁须要重用，二乌①二活②桂支〔枝〕。

秦芄毛③资牛夕〔膝〕苓④，木瓜甜酒炖饮。

【批】此方主治风湿麻木，湿气窜〔串〕皮，及一身肿胀而麻痹者，炖酒服之神效。

平胃散

诗曰：

平胃散中四般药，白术陈皮和厚卜〔朴〕。

再以甘草和脾胃，姜枣为引治温疟。

【批】若舌胎〔苔〕黄燥者，宜加焦军三五钱为妙。此方去姜枣，加牛夕〔膝〕、朴硝各三钱，能下死胎。然下后宜服十全大补汤。

藿香正气散

诗曰：

合〔藿〕香正气广陈皮，

---

① 二乌：川乌、草乌。

② 二活：独活、羌活。

③ 毛：腹毛，大腹皮又称腹毛。

④ 苓：猪苓。

　　　　　紫苏厚卜〔朴〕半夏宜。

　　　　　白术云苓和桔更〔梗〕，

　　　　　均姜甘草芷^①腹皮。

　　　　　加上枣曲^②名神术，

　　　　　活〔霍〕乱吐泻古方存。

　　洞明曰：此方乃古法无效，辜〔姑〕且存之。山人另有救急灵丹，百发百中。仙术散亦妙。

海上方

香附一两　　豆叩〔蔻〕三钱　　木香二钱　　乌药三钱

云苓二钱　　厚卜〔朴〕一钱　　木瓜二钱　　乌梅二钱

扁豆三钱　　莱菔子五钱引

寒活〔霍〕乱加乳香尤妙。

仙术散

诗曰：

　　　　　仙术散内砂仁叩〔蔻〕，

　　　　　桔更〔梗〕翘芍归芎凑。

　　　　　滑石石羔〔膏〕和甘草，

---

① 芷：白芷。
② 枣曲：大枣、神曲。

黄芩白术和扁豆。

卜〔薄〕荷合〔藿〕香皆为引，

藿〔霍〕乱吐泻也将就。

山人曰：活〔霍〕乱者，邪热也（兼湿），与伤暑同法。

小续命汤

诗曰：

续命汤中防杞桂，杏仁黄芩芍药配。

参芎甘草及麻黄，防风附子一处会。

【批】古人以此方为卒中风服。山人曰：此方只可治山瘴岚气之毒，而发恶吐呕者用之。若果中风疫卒〔气〕，非三生饮不能活人也。

防风通圣散

诗曰：

防风通圣大黄硝，荆芥麻黄支〔枝〕枝芍翘。

甘桔芎归羔〔膏〕滑石，黄芩白术薄荷包。

邪风两感内外热，小儿减半难灾消。

洞明曰：此方专治男女心烦渴饮，唇焦舌燥，表里俱热，浑身皆痛，势若垂危，缭乱无主寒者，服之立解其难矣。可为杂治之良方耳。

参苏饮

诗曰：

参苏饮内泡参苏，前胡桔更〔梗〕陈皮科。

云苓姜夏枣壳草，木香亦可效中和。

此方能治冬感冒，失音搐鼻加附杏（黄附、杏仁）。

真武汤

诗曰：

真武汤中芍药魁，白术云苓甘草随。

黄附生姜加减用，伤寒渴饮水肿更。

白虎汤

诗曰：

白虎汤中用石羔〔膏〕，泡参知母甘草包。

心烦热渴为妙品，热结在胸最为高。

此方治热结于胸、渴饮不休之症，重用石羔〔膏〕一二两为度。若舌黄燥者，加苍术以除湿热。

香苏散（初感冒者宜此）

诗曰：

> 桂尖黄附桔更〔梗〕苏，
> 香附陈皮合〔藿〕香多。
> 川芎官桂和白芷，
> 感冒凉寒服之瘥。

凡属凉寒，姜葱为引，此方宜初感风寒，头身皆痛、鼻窍不通者宜之。

升麻葛根汤

诗曰：

升麻葛根汤四味，白芍草甘〔甘草〕^①乃为是。
加上羌辛与紫苏，伤风感寒皆可治。

小柴胡汤（此方主治寒邪在半表半里之间，病四五日者用之）

诗曰：

小柴胡汤药五般，泡参半夏黄芩当。
甘草生姜和大枣，伤寒如疟腹痛尝。
又治午热夜安症，夜热午安四物汤。

---

① 草甘：应为"甘草"。

加上栀柏连牡母（知母也），日夜俱烧服即安。

如日热者用小柴胡汤，夜热者用四物汤，日夜俱热者二方合之。

大柴胡汤

诗曰：

大柴胡汤有大黄，半夏只〔枳〕壳是妙方。

更兼黄芩赤芍药，姜枣煎服治伤寒。

热结在胸烦渴闷，十日不解乱邪言。

大便不通绕腹痛，肚胀热燥加硝痉。

此方乃寒邪入里之法，初邪在表者禁服。

洞明曰：凡风寒初感在表者，宜用麻黄、桂支〔枝〕、葛根、羌活、升麻等，方以解其肌表，酌量用之。若有内伤虚损者，则加内伤之药而兼治之而愈。如邪寒在表未经发散，则渐入里而变寒为热也。三五日后，病在半表半里之中，症则渐重，则用小柴胡汤主之，或人参败毒散亦妙。若过八九日之后，尚未解其肌表者，则邪入于里也，其症已危，寒化为火也。热结于胸中而发寒战、心烦渴闷、神志不安，或作邪言妄语，外肌渐无烧热也。若不急救而服大柴胡汤以下之，则热传于大肠，腹中绕刺而痛，大便闭结不通，或作坠胀而下血等症，斯时也，病已剧耳，十有九不生也。急下之，或可救其一二，或用大柴胡汤，或以桃仁承气汤下之。然须完其人之气，虚者宜兼固之品而下，或单服独参汤而后乃下。若气尚实者，则重用硝黄一二两以不为过。经云："伤寒在表，汗之则生，下之则死；伤寒在里，下之则生，汗之则亡"，又曰："寒在表，承气汤入口即死；寒在里，麻黄汤下肚即亡。"此为表里用药之大纲矣。又有风邪挟寒之症，入于胃腕〔脘〕，则翻胃发哕、痰涎不吐者，则急用吐风散以吐之，然后以调胃和中之剂，即能可愈，否则传于肾则剧也。更有阴寒直中三阴者，则另有治法。

吐风散

诗曰：

吐风瓜蒂赤小豆，二味均匀有传授。

共为细末韭汁煎，热服五钱即能呕。

此乃古法，更有三圣吐风散，乃汗吐下三法相并而合一之方，见痼症款。

理中汤

诗曰：

理中甘草和干姜（各一两），

泡参白术四味端（各三钱）。

　　　　方中若加黄附片（三五钱），

　　　　更名附子理中汤。

　　此方专治阴寒在里、腹痛呻吟不已者最宜。虽至夏之时亦多此症，或因生冷不和，或服冷水过多，亦生此症。

　　【验法】医以烫试之，以服热汤后略解；或以辛辣服之，以手按之，解者即是症也。脉则迟沉细小为据，此方又治男女缩阴之症，加胡椒肉桂尤妙。

羌活汤

　　诗曰：

　　　　九味羌活用防风，细辛白芷与川芎。

　　　　甘草干葛及生地，黄芩大枣加姜葱。

　　加苍术、木通为冲和汤，加防己、独活、大连①、知母、白术为大羌活汤。

　　【批】小羌活汤，主治四时感冒风邪之方。羌活冲和汤，主治风邪兼湿邪之剂。大羌活汤，则治风寒两感之症，头身俱痛、烧热发渴、饮食不进、四肢疼痛不安为候。

---

　　① 大连：黄连。

十神汤

诗曰：

十神汤内紫苏多，甘草陈皮香附科。

干葛升麻并芍药，川芎白芷麻黄和。

此方共药计十味，温〔瘟〕疫时气悉能除。

感冒发热并痘疹，两感风寒尽痊瘥。

小承气汤

诗曰：

小承气汤三味药，

只〔枳〕实大黄并厚卜〔朴〕。

寒火结胸不能解，

心惊见鬼妄语服。

发热、心热、便闭者宜服之，重用大黄乃效。

大承气汤

诗曰：

大承气汤用大黄（起码一两），

芒硝厚卜〔朴〕只〔枳〕壳端。

加入参芪通大海

气虚服之也仙方。

此方专治肠中伏热，大便闭结者服之即通。更宜兼服蜣螂散尤妙，法以蜣螂三个煨〔焙〕干研末，冲药服，立通，神验奇方矣。

桃仁承气汤

诗曰：

桃仁承气五般奇，甘草硝黄肉桂皮。

瘀血发黄身骨痛，血痢热结悉相宜。

【批】凡施攻伐之剂须要脉实，盖实不畏攻，虚不嫌补，二者皆宜大量。

葛根汤

诗曰：

粉葛升麻与白芷，秦艽苏叶荆芥齐。

甘草生姜为引使，阳明头痛此方宜。

此方专治额前阳明经头痛之剂，其症主鼻干、唇焦发渴、脉息洪大者妙。若无汗者加知母，有汗渴者加泡参、石羔〔膏〕。

【眉批】①邪寒。

小青龙汤

诗曰：

　小青龙汤治喘咳，姜桂麻茸〔绒〕细辛得。

　法下〔夏〕五味芍药甘，心寒水冷俱消灭。

此方专治寒咳之妙，若热咳者忌之。

【眉批】邪热症。

大青龙汤

诗曰：

　大青龙汤治伤寒，麻黄桂支〔枝〕最为良。

　甘草杏仁石羔〔膏〕枣，邪热头痛无汗尝。

生姜引。此方即麻黄汤加枣子、石羔〔膏〕也。

回阳返本汤

异法歌：

　　　回阳返本用洋参（三五钱），

　　　熟地一两莫少称。

　　　黄附贡术平等用（各三钱），

---

① "眉批"二字为注者所加，全书同。

上桂（去粗）粉草能回生。

【批】 此症乃阳虚脉微也。咳者加丁香二钱、芡实三钱，厥冷加均姜五钱。如心虚胃败者加血蝎、神砂、砂头各一钱为细末，冲药服。如贫苦人则用泡参（高丽参尤妙）三两以代洋参。古方用干姜、人参、贡术、附片、肉桂亦妙。

香茹〔薷〕饮

诗曰：

香茹〔薷〕重用不可轻，厚卜〔朴〕扁豆黄连真。

加上泡参兼芩夏，寸冬淡竹甘草称。

更名香茹〔薷〕白虎饮，炎天伤暑此方吞。

山人曰：凡暑热必然挟邪气，状似外感，切忌柴葛羌防之剂，表之则客也，其症乃心烦热闷、口燥咽干、四肢厥冷、上吐下泻为候。如咳者，加连翘、杏仁、滑石为妙。

六和汤

诗曰：

六和法夏与砂仁，

参草杏仁扁豆寻。

木香赤芍合〔藿〕香菜，

香茹〔薷〕厚卜〔朴〕伤暑灵。

厥逆肢冷并吐泻，活〔霍〕乱转筋妙如神。

五苓散

诗曰：

五苓散内用猪苓，白术云苓泽泻频。

木通车前除湿热，诸般淋沥效如神。

此方加小柴胡汤名柴苓汤，能治湿疮。

清心饮

诗曰：

清心莲子及黄芩，

前仁甘草白茯苓。

生地寸冬和地骨（无汗用丹皮），

昼夜心热妙有灵。

山人曰：方中宜加玄参、胡连、柏仁、益志〔智〕尤效。

八正散

诗曰：

八正车前与瞿麦，扁豆滑石山支〔栀〕得。

大黄木通及甘草，小便淋热除灾厄。

金砂散

诗曰：

海金砂散有当归，牛夕〔膝〕木香大黄随。

苏雄为末共六味，卧时一钱冲酒吞。

淫欲伤精成淋血，八正金砂二方灵。

盗遗散

诗曰：

遗精盗汗泡参归，云苓杭菊甘草随。

熟地寸冬和泽泻，建曲陈皮柯〔诃〕子宜。

炙甘草汤（主治结代之脉，心气虚常作动悸）

炙甘草四钱　　生姜三钱　　桂支〔枝〕三钱

人参二钱　　生地一两　　阿胶二钱　　寸冬五钱

枣仁五钱　　大枣十个

病重者加十倍用，重用大枣以健脾而补脉。

生脉散

诗曰：

生脉散能生脉气，泡参寸冬五味备（富者用洋参）。

大汗忘〔亡〕阳脉散虚，三杯水煎除汗液。

此方乃守阴留阳之法，大汗亡阳者，服之能止。

洞明曰：凡人气虚则伤血脉，而多汗亡阳，此方用洋参以补元气，则脉徐徐而出也。古人用人参一钱，今人多用洋参代。若穷人则以泡参一两代之。重加柏子仁尤妙。

化班〔斑〕汤

诗曰：

石羔〔膏〕一两化班君，玄参知母甘草称。

用些犀角和白果，服下之时热便清。

【批】此方专清太阴湿气，头热而发班〔斑〕矣。亦有不痛者用班〔斑〕疹散。

洞明释：（班〔斑〕者，邪热也，宜百草霜以佐之。）勾〔钩〕藤为引。

班〔斑〕疹散

诗曰：

班〔斑〕疹散内用玄参，大力升麻射干真。

豆根茈草和灌仲〔贯众〕，菖蒲竹壳服之轻。

此方专治发班〔斑〕痨、起泡者神效、班〔斑〕竹壳煅为引。

山人方：玄参三钱，石羔〔膏〕五钱，知母三钱，连翘、银花、滑石、支〔栀〕子、生地、丹皮各一钱，班〔斑〕竹壳引。

若头痛梦〔瞢〕懂者，重用石羔〔膏〕，加西〔犀〕角三分服。

银翘散

诗曰：

银翘散用金银花，连翘黄芩支〔栀〕子加。

玄参大力与生地，当归甘草川芎抓。

此方主治风热疮痛之妙。

玉女煎

诗曰：

玉女煎汤生石羔〔膏〕，寸冬生地知母包。

加些淡竹叶为引，服此能解内外烧。

此方专治温病之剂，能清血热，解肌清里，更治女人经来时忽然耳聋及邪热、发痉等症。

定风珠（主治邪热、久羁之症）

诗曰：

> 白芍寸冬生地六（皆六钱也），
>
> 龟板牡力〔蛎〕生加入。
>
> 炙草生鳖皆四钱（生别〔鳖〕甲），
>
> 阿胶麻仁三钱足。
>
> 再用二钱五味子，
>
> 两个鸡黄搅药服。

【批】此方主治热伤真阴或误服表药，以致气脱神倦，舌强声哑。若喘者加泡参。自汗者加龙骨、小麦。如现惊悸，则加茯神、朱砂为妙。

复脉汤（脉虚之热症）重加大枣尤妙

诗曰：

> 复脉汤中阿胶真，
>
> 炙草六钱地黄生。
>
> 白芍同等亦生用，
>
> 麻仁寸冬三钱称。

·古法名方·

龟板一两牡力〔蛎〕五，

别〔鳖〕甲八钱不可轻（皆用生药）。

邪热深入少阴厥，

津干渴饮温邪吞。

此方前六味为复脉汤，加后三甲者为三甲复脉汤，以其脉被邪热荡散也。此法乃主治冬温、春温、瘟〔温〕热、瘟疫、风温、瘟毒。身热面赤、唇舌燥裂、脉虚热甚者，则其症危，宜重用甘草至一两、寸冬七钱、杭芍八钱，极〔急〕救其阴为度。若然脉实有力者，则急下之乃生。

清凉饮

诗曰：

清凉饮治痰火浊，生地二冬兼只〔枳〕壳。

川芎卜〔薄〕荷与黄芩，支〔栀〕子木香翘草芍。

热咳者加芥穗，陈皮引。

祛温散

诗曰：

春温风温用沙参，

桔更〔梗〕连翘卜〔薄〕荷真。

花粉大力和只〔枳〕壳，

木通陈皮桑柏〔白〕皮。
甘草山支〔栀〕与苏子，
春风二温也相宜。

【批】此二症皆见于春后，初时则头身俱痛，咳喘痰涎，鼻掀胸挺为验，切忌认作伤寒。

九宝汤

诗曰：

苏沉九宝卜〔薄〕荷陈，
桑桂麻茸〔绒〕苏杏仁。
大腹皮和粉甘草，
诸般咳嗽皆相宜。

青皮饮（食瘥妙方）

诗曰：

青皮饮内青陈皮，
黄芩白术厚卜〔朴〕宜。
茯苓法下〔夏〕甘草果（去壳），
饮食疟疾功效奇。
方中加入龟别〔鳖〕甲，
柴羔〔膏〕查〔楂〕壳更神灵。

【眉批】血症。

西〔犀〕角地黄汤

诗曰：

> 西〔犀〕角生地牡丹皮，
> 白芍天冬黄连芩。
> 黄柏知母玄参具，
> 扁柏茅根引要齐。
> 凉血止衄为妙剂，
> 先贤留下失血宜。

黄连解毒汤

诗曰：

> 黄连解毒汤四味，
> 黄芩黄柏支〔栀〕子是。
> 消热解毒又除烦，
> 热痢便血皆可治。

若肚痛、吐泻加厚卜〔朴〕、法下〔夏〕，生姜引。

方中去支〔栀〕子名三黄散，为末调酸〔醋〕，能敷火疮。

香连导滞汤

诗曰：

香连黄柏与黄芩，

木香归尾草芍存。

槟郎〔榔〕大黄滑石壳，

红白痢症效如神。

六味地黄汤（补真水）

诗曰：

六味地黄用熟地，

淮〔怀〕山枣皮云苓备。

丹皮泽夕〔泻〕补肾水，

精枯血弱宜重剂。

【眉批】偏方可用：

阳八味汤

生地、黄著〔芪〕、山楂、黄附、均姜、贡术、

泡参、梅花。

偏方用：

阴八味汤

熟地、淮〔怀〕山、玄参、寸冬、泽夕〔泻〕、

白芍、五味、枣皮。

八味地黄汤（补真阴）

诗曰：

熟地淮〔怀〕山锁阳称，

寸冬莲米兔〔菟〕丝真。

茯神芡实共八味，

炼蜜为丸补精神。

扶阳八味丸（补真火）黄蓍〔芪〕一两大补阳虚

诗曰：

扶阳补火肉桂丁，

砂锁阳桂天雄真。

胡椒吴于〔萸〕阳起石，

子宫虚冷阳痿吞。

此方宜为末，对〔兑〕加白糖、阴酒、米粉作汤丸煮服。

金匮肾气丸（补真阳）

诗曰：

金匮丸中熟地君，

云苓泽夕〔泻〕黄附称。

桂心前仁川牛夕〔膝〕，

淮〔怀〕山枣皮粉丹宜。

肾虚中满治水蛊，

益水补火此方奇。

参苓白术散（补脾肾）

诗曰：

参苓白术用砂仁，

甘草苡仁莲肉寻。

枳更〔梗〕扁豆与山药，

脾虚泻水此方奇。

洞明曰：此方为小儿脾虚胃弱，泻水、溏泻之重剂。

黄蓍〔芪〕建中汤（补气血）

诗曰：

黄芪建中有肉桂，甘草芍药皆在内。

诸虚不足任用之，火生血气养营卫。

加红花、党参为妙。

补中益气汤（补气虚）

诗曰：

补中益气黄芪参，甘草白术当归身。

柴胡升麻陈皮用，枯劳虚损咳嗽吞。

洞明曰：加酒蒸牛夕〔膝〕为秘妙方。

盗汗归脾汤（补血虚）

诗曰：

阴虚盗汗用归脾，黄芪泡参白术宜。

当归远志云苓草，元〔圆〕肉木香和枣仁。

山人曰：方中宜加天雄、泽夕〔泻〕、柏子仁尤妙。

天王补心汤（补心神）

诗曰：

天王补心用神砂，

二冬茯神远志佳。

枣仁柏子和生地，

党参泡参嫩著〔芪〕抓。

当归五味与桔更〔梗〕，

菖蒲开心甚堪夸。

此方主治劳心过度、怔忡健忘、神不安眠等症，汤服、丸服或为散调蜜服俱妙。

十全大补汤（补诸虚）

诗曰：

> 四物地芍和归芎，
>
> 血家百病此方通。
>
> 八珍合入四君子，
>
> 血气双疗功独崇。
>
> 再加黄著〔芪〕与肉桂，
>
> 十全大补补方雄。

洞明曰：以上六十四方[①]，乃先贤留下之名方，照症应用，或加减与否，为处方之模范，大益医学矣。

[①] 六十四方：实际有六十六方，从底本看，"海上方"与"炙甘草汤"应为后来补入。

阴阳虚实寒热表里歌

表症脉浮常发热，头疼咳嗽鼻孔塞。

口中不渴甚恶寒，舌上仍然无苔色（诸宜人参
败毒散）。

农人宜麻黄汤发汗，然无内伤者乃可。

里症之疴脉沉沉，苔色黄燥腹痛深。

二便多涩口干渴，潮热又兼恶热侵（方宜黄连
解毒汤加玄参、延胡服）。

虚症汗多脉无力，四肢畏冷君须诚。

手按胸腹体不强，气短息微是端的（宜黄芪建
中汤加贡术、云苓、黄附服）。

实症多固不出汗，脉来有力当先降。

狂燥〔躁〕而虚卧在床，腹中膨胀畏惧按（宜

桃仁承气汤以下之）。

寒症脉迟喜热汤，鼻流青〔清〕涕滴洋洋。
面白舌淡多忘饮，小便清来大便溏（宜香砂六
君子汤加黄附姜枣饮）。①

鼎阳虚散

歌：

鼎阳神虚山茱萸，姜防辛茯黄附咀。
每服三钱温酒下，风寒入脑头痛虚（苍耳子汤引
亦妙）。

山茱芋〔萸〕汤

歌：

山茱芋〔萸〕汤甘菊花，泡参山药茯苓抓。
川芎五钱共煎服，头眩晕转甚堪夸。

藁本鼎神汤

歌：

---

① 结合题目与前几首歌诀来看，此处至少还应有"热症"一首，
成书时已佚。

藁本汤用羌麻升，黄芪苓柏连归辛。

蔓京〔荆〕红花芎苍夏，头顶项痛适可吞。

清晕化痰汤

歌：

清晕化痰玄白陈，半夏枳壳白茯苓。

川芎黄芩和白芷，星辛①羌活防风称。

洞明曰：夫头痛之症，非只一端，凡风寒暑湿之疾为患，和气役痰火，上虚下实，当主眩晕昏痛。然风则有汗，寒则木痛，暑则热闷，湿则昏重滞，各皆有损，损则眩晕耳。但眩黑者，加天麻重用，气虚者加参术，血虚者加归芎，热闷者加黄连（姜炒）。如虚劳脉弱者，用补中益气汤。若血气两虚者，用十全大补汤。偶尔真阳不足者，则喘促欲倒、肢冷而脉必沉细，宜用洋参、姜桂附煎服。

汤方，共七十二方。②

① 星辛：天南星、细细辛。
② 七十二方：此处指本章与上章共载汤方七十二方，实为七十方。

专治之法（乃救主而不虑客也）

天师曰：专治者，乃专治一脏，如单刀赴会，直入其宫之谓也。比如伤寒直中阴经之症，若是用兵徘回〔佪〕，则不能急救其主。不若只用一二员精勇大将，斩关夺隘直入深宫，扶主保驾为妙。若再缓兵勤王，则君主已被贼邪消灭矣。

二圣保君汤（此方专治阴寒直中之妙剂）

人参一两　黄附三钱

煎水服。又名参附汤。

山人曰：附子理中汤，亦治阴寒直中之主方。假如伤暑渴饮之症，亦宜专治而急救，切勿顾彼失此，而亡其主也。

解暑香茹〔薷〕汤（此方专治伤暑）

泡参一两　青蒿二两　香茹〔薷〕五钱　白术三钱
煎水服。

分治之法（乃分经主治耳）

岐伯天师曰：症犯夹杂，不得专一而治之，乃用分治之法。如人病失血症，又杂腰痛溺血，又兼头痛遗精，又患吞酸健忘，药方难尽一般之义，不得不分经而治之也。然而得其道者，则分中可合。不得其道者，虽合中仍为分也。如便血与溺血不可合论，而其治法则可合之，以其血出于下也，皆用二地断下汤主之，乃分中之合也。虽经不合，然总由膀胱之热矣。

二地断下汤

生地一两　　地榆五钱
煎服。

如腰与头痛乃上下相殊也，然其肾气上通于脑，下连于骨，虽相殊而相易也，法用温补之品，大益其骨，则上下皆安矣。

补填骨髓汤

熟地一两　　杜仲五钱　　寸冬五钱　　五味二钱

水煎服，即愈，乃有合有分也。如遗精泄水乃下病也，健忘乃上病也，法以分治之，而咸归其元，方用参须饮主之。

参须饮

泡参三两　　莲须二两　　芡实三两　　淮〔怀〕山四两

寸冬三两　　五味一两　　枣仁（生用）三两

远志肉一两　　菖蒲一两　　当归三两

柏子仁一两（去油）　　真熟地五两　　枣皮三两

右药一剂共末蜜丸，每日晨、夜各服五钱。两症合治，若止见一症，则服半剂即愈。假如吞酸泄泻，乃是两症。吞酸者火也，泄泻者寒也，似乎寒热相殊，治法宜变治，以一方而两治为妙。若以分治法，则必以一方而治木郁，以一方而培脾土，果如此理，则必土崩而木凋矣。

舒肝理脾散（一方两治法）

白芍五钱　　云苓三钱　　柴胡一钱　　前仁一钱

广皮五钱　　建曲一钱　　木香一钱

煎服。

假如气虚则痰多，中痰则生涎，中气则喘嗽，虽是二症，实合其为一矣。

痰喘共合饮

泡参一两　　法夏三钱　　南星三钱　　黄附一钱
茯苓三钱　　甘草一钱
煎服。

变治法

　　岐伯天师曰：变治者，乃伤寒变结胸，疟疾变下痢，中风变发狂，中暑变亡阳，反胃变隔〔膈〕噎，此数者皆为变症之治，与常治不合。假如伤寒，邪火正盛之时，切不可急求进食，苟求开胃进食。或强劝以食，则食积于胃，反饱作胀，阻滞中宫，则他脏群起而为害匪浅矣，故伤寒变结胸者此矣。

【眉批】小陷，胸。

伤寒结胸汤

瓜蒌一个（和子捣烂）　　甘草一钱
　　煎水服即解。常症切不可服。又如伤寒，强食结胸不化者，用大陷胸汤。

食结陷胸汤（尚有龙虎汤）

大黄一钱　芒硝二钱　只〔枳〕壳三钱
槟郎〔榔〕二钱　厚卜〔朴〕二钱

瓜蒌三钱（使其陷）　甘草一钱（留其元）

假如疟疾，本是常症，法亦宜平常，以消导之剂治之可也。今疟中忽变为痢，则成重症也，恐不能救全，法宜人参别〔鳖〕甲汤主之。

【眉批】疟加痢方。

人参别〔鳖〕甲汤（疟加痢方）

此方乃急补阳以滋阴，如有生机，否则立主危亡也。

洋参三钱　泡参一两　别〔鳖〕甲一两　龟板三钱

白术二两　云苓一两　当归三钱　白芍一两

柴胡二钱　只〔枳〕壳一钱　槟郎〔榔〕一钱

甘草一钱

煎水服之急救法。假如中风，乃痰迷不语之症，今反为发狂，则死在眉尖也，极〔急〕服至神丹以救之。

【系批】中风寒则口噤神迷失觉，中邪气则狂言，中痰气则迷心流涎为验，中真风则抽掣、角弓反张扯搐。夫风皆冷热之机也，热则为气，冷则为风。阳主动，阴主静，其元则为一矣。

疯狂至神丹（治中风发狂）

泡参三两　菖蒲三钱　南星三钱　半夏三钱

生附一钱　丹砂三钱（冲服）

变治法

先将汤药煎好，乃入神砂灌之，十人只好救其四五。盖夫少有中风之人，大都是中痰、中气、中暑湿者多，此方妙在南星、半下〔夏〕以祛其痰，而救其心绝之气矣。然亦有证验之分，中痰则涎流，中气则喘满，中暑则渴燥，中湿则发黄，中风则抽搐，中寒则僵冷，各有其验也。假如中暑平常之疾，不过是发热燥渴、胎〔苔〕生芒刺、大饮而已，今反出汗如洗，乃大汗亡阳之症也。盖人气旺，则不能中寒暑。今既中暑，则是正气衰之人。时医多用香茹〔薷〕、白虎二汤主之，如不应者，切勿妄投发表之剂，以泄其阳，则无可挽救耳。急宜凉血补气，方保其危矣。

凉血补元汤

人参二两　　泡参二两　　生地二两　　甘草三钱
五味二钱
急熬服之。

【释云】此方妙在人参补元（用洋参三钱尤妙），生地凉血，则气自空而不散，又有五味以收肺气，则汗不止而自止也。

山人曰：方中宜加白芍以平肝，则风不动，而热息汗止，尤为妙矣。

霸治法（强人之治，
即伯道也）

天师曰：霸治者，乃强力而行之也，如春渴症，乃寒邪入直肾宫，将胃中之水挟之，尽出于口中大吐。手足厥冷，小腹痛不可忍，以热熨之稍快，否则寒冷欲死，急用霸治之法乃救。

霸道桂附汤

泡参一两　　黄附一两　　白术二两　　干姜三钱
肉桂一钱
熬水服之。

【批】此方乃霸而神奇，一服则吐止，再进则安然矣。

天师曰：如大泻之症，乃火挟邪，而祛逐膀胱及脾中之水也，腹中必然大痛，手不可按，饮水则不化，下咽即泻，其原因受夏秋之暑热在肚，一经凉风，则直趋诲口而下泄也。

参黄泻热汤

泡参一两　　大黄一两　　黄连三钱　　车前三钱
甘草五钱
水煮服之。

洞明曰：此方乃大人热泻之霸治。若小儿之脾虚寒泻者，则又不同，宜服参苓白术散重加连〔莲〕肉一两，熬服，则水自止矣。假如胸腹膨胀大痛之症，乃是邪气壅塞上焦，不能散之故也。

消中化痰汤

只〔枳〕壳三钱　　花粉三钱　　瓜蒌一个
支〔栀〕子三钱　　厚卜〔朴〕二钱　　陈皮三钱
法下〔夏〕一钱　　甘草一钱

解曰：此方之要，全在瓜蒌，消其上焦之痰痹湿热；只〔枳〕壳、花粉乃消中之圣药；厚卜〔朴〕、法下〔夏〕专逐胃口之痰涎，亦是霸治之法矣。

洞明曰：此方虽妙，然亦须验证而用，须以病者口鼻多痰、漩涎不断者，服此最妙。若是食积里气之胀，则无痰涎之证，宜用山人消胀莱菔汤，方见中焦科。

洞明曰：大泻清水之症，有寒、热二症之不同，天师之法乃治热泻也。若寒泻服之，则祸福莫辨。盖热泻者，则饮食不化，舌胎〔苔〕燥甚，或生芒刺及灰黄黑色。一日数次而无度，腹痛而不可按，饮食下肚即泻也。若是寒泻之证，口必不渴，纵烦亦不大饮，胎〔苔〕色必然白清，而不干燥，腹中虽痛，而喜正按，则为寒泻之验是矣。

寒泻补胃汤

泡参一两　　黄附三钱　　白术一两　　云苓五钱

泽夕〔泻〕三钱　　猪苓三钱　　肉桂一钱

释曰：此方乃五苓散加人参者也，妙极。

王治法（圣人之道也，帝治之义）

天师岐伯曰：凡人病已将愈之候，不过是饮食难化，食则胸隔〔膈〕不快，或凡吐酸溏泻，或夜卧不安，或日间潮热，俱宜王道治之，不可以用伯道。而偏师取胜，则遗害匪浅，反不得其善果矣。

洞明曰：思〔斯〕文人、久赢人，亦皆宜效此治法乃妙。大凡重病之后，更须缓调，切戒求速脱手，则反催命，而前功尽废矣。

增法六君汤

泡参一钱　云苓二钱　贡术三钱　甘草五钱

广皮五钱　法夏七分

若有烧热，加黄芩三五钱。夜卧不眠者，加枣仁一钱、黄连五钱、肉桂三钱；如潮热，加柴胡一钱、丹皮一钱、地骨皮三钱；如胃中痛，乃有食积，只〔枳〕壳一钱、山查〔楂〕五钱；如咳嗽，加沙参三钱、五味一钱；痰涎者加旋复花；如腹冷痛，加吴于〔萸〕二钱、肉桂五钱；若热蕴痛加焦军二钱；泄水加车前、泽夕〔泻〕各一钱；如头晕加蔓荆子、川芎、天麻各一钱；若吐酸水，加草叩〔寇〕二钱、草果一个（去壳）；如反饱作胀，加只〔枳〕实二钱、丑牛二钱，则无不神效而愈矣。切勿用人参、桂附以出奇兵，正所谓，王道坦坦荡荡乎明无能明焉。看之无异，用之妙奇，日计不足，岁计有余耳。

山人曰：细辛乃邪感之良品，为散诸风寒之圣药，方中用之能除邪辅正，胜于频加甘草、苏子能降气化痰，亦为气逆咳喘之常品，胜于金石。

终治法（尚后调理之道也）

　　天师曰：凡为大病已去，须知尚后调理之道也。如伤寒症已解，自然正气衰弱，固宜补其元气。俗以补胃之剂为法，殊多不妙，难见奇功。法宜补肾，以水生木，木生火，火生土，土生金，金生水，有生生不已之妙，正所以补脾胃矣。

　　【眉批】洞明曰：火有五般，分治不同。一曰虚火，二曰实火，三曰真火，四曰邪火，五曰痰火。虚火者则胎〔苔〕舌淡，口干不渴；二曰实火，则胎〔苔〕黄，起红点而便闭，或渴饮者，乃肠与胃皆热也，宜硝黄〔磺〕并用以下方□则不用；三曰真火，则胎〔苔〕黑润，乃火盛水衰，清宜补水滋阴，以养贤则济也；邪火者乃寒邪所作之火也，胎〔苔〕色干燥，肺、胃有热也，宜白虎汤以治之；痰火者，乃五脏中或□脏有火也。宜按脏以清之，或用抽薪之法泄其□之气亦妙。

补水地黄汤（伤寒后方）

熟地一两　　寸冬三钱　　白芍三钱　　五味一钱

肉桂五钱　　白术三钱　　苡仁三钱　　砂仁二钱

此方专补脾、肾二脏，地脏自然得其生化而补也。古方用白芥子，山人更为砂仁，以其能补脾、肾矣。

天师曰：如中暑则伤气，病已去后则不必补气，法宜补血为妙。以其阳气伤，则阴血亦耗也，其气无极，补血则气自生矣。

补血生气汤（暑后方）

当归一两　　白芍三钱　　川芎一钱　　熟地一两

五味一钱　　寸冬三钱

煎水服。

此方妙在纯系阴经之药，兼养肺金之气矣。假如中风愈后，其气亦虚，然此症切不可补血。盖血滞方能中风，若补之则添其滞耳，法宜养荣为妙。

067

人参养荣汤（中风后方）

泡参六钱　　云苓三钱　　苡仁三钱　　法夏一钱

建曲一钱　　白术五钱　　肉桂一钱　　甘草一钱

广皮五钱

·终治法·

煎服。

此方妙在补胃生肺，补命而生脾矣。假如湿病去后，法当补脾，然亦不可徒建〔健〕其脾，须宜补命门之火以生脾土，乃妙。

生火补脾汤（湿后方）

白术五钱　云苓三钱　杭芍三钱　苡仁五钱

白芥一钱　肉桂五钱

煎水服。

又如害火症温〔瘟〕疫之后，必然气息奄奄不能坐立，若再泻火，则其胃气必然耗散。骨中真水，何能重生，法宜滋阴补水为妙。

滋阴补水汤（疫后方）

玄参五钱　熟地一两　寸冬一两

淮夕〔怀牛膝〕一钱　白芍三钱

煎服。

【释】此方妙在润肺金以生肾水，兼去平肝，三脏俱安，则胃气自然生也。若肾脏脉证太亏者，则要大补肾水，用六味地黄汤加寸冬、五味亦足以尽其善矣。

外感条例

诀曰：阳虚阴盛之症，汗出而愈，下之即死。阴虚阳盛之症，下之即愈，汗出即死。治寒五法，从始至终，一曰发表，二曰解肌，三曰和中，四曰攻坚，五曰救危。救危者用回阳返本法矣。

【批】一息奄奄而□□神气不足者为阳虚阴盛。高声叫骂、动止不息为阴虚阳盛。

洞明山人：按方定例，如伤感邪寒、初起之症，则毛皮闭窍、气不通外而畏寒冷、发噤为验，宜微表之则愈。若已热渴者，则不可表也。

初寒微表方（切戒大表和〔或〕全表为患）

桂支〔枝〕三钱　　细辛一钱　　陈皮一钱
生姜三尾　　葱白引
此为小伤寒法。假如凉寒重者，则初起时即发冷发噤、畏冷思眠、身强目色〔涩〕、不思饮食为证。切记妄投诸表药，遗害而变症矣。

异味散寒汤

官桂三钱　　木通一钱　　桂支〔枝〕二钱　　麻黄一钱
白术一钱　　只〔枳〕壳一钱　　黄附一钱　　紫苏二钱
　　山人曰：凡人受寒则闭其胃，宜加合〔藿〕香以和胃，北辛以散滞为妙。胎〔苔〕色初起时尚未入里则无，若发热渴者则寒初入里也，胎〔苔〕必黄微而滑，宜小柴胡汤加支〔栀〕子、黄芩、苍术煎服，不可发表矣。假如四时感冒、鼻塞、咳嚏之证，法宜走表，以散其风寒。然亦宜初起者。

六神走表汤

升麻一钱　　细辛一钱　　白芷二钱　　苍术二钱
麻茸〔绒〕一钱　　赤芍一钱　　香附三钱　　羌活二钱
防风三钱　　粉葛一钱　　花通一钱　　甘草一钱
　　（凡风寒初起者皆宜。）假如伤风初起，则头痛身疼、忿〔喷〕嚏连连、咳逆清涕为验。亦不可妄投诸药，则变异而峰起也，明医者诚。体虚者兼微尽之药，不可全表。

异法逐风散

川芎、白芷、细辛、羌活各三钱，以去其邪风。

法下〔夏〕、甘草、黄芩各一钱，以去其邪火。

若脊犟者，加防风、通花，以利其七窍；荆芥、卜〔薄〕荷引，以消风热。如感邪热则毛窍皆开，或热汗为伤气，冷汗为伤血，日夜多出，元气外泄，化成内冷外热也。切忌生地、白芍助寒成剧，则主危亡立现。若妄发表则为增虚，轻则沉疴难起，重则脱阳而亡。盖外热内冷必然心中冷痛，或作呕食，或吐冷痰，法宜和中温胃即愈。若有内伤者，则宜温中而兼祛寒矣。

和中温胃汤（时疫泻吐不止奇方：用头绳烧灰，灶心土煎服即止）

砂仁　焦术　桂心　云苓　炮姜

如冷汗者为血虚，加黄蓍〔芪〕、枣仁、泽夕〔泻〕（止冷盗汗）煎服。如热汗者为气虚，加白术、白芍、黄连（止热盗汗）。如伤风初起，忿〔喷〕涕不断、尚未呕吐者，宜服荆防消风散。

荆防消风散

荆芥　防风　羌活　卜〔薄〕荷　子〔紫〕苏

升麻　槁〔藁〕本　排风藤引

假如元虚之人感冒风寒，初起则畏冷怕风、好静思眠、不进饮食；或虚人得直中三阴之症，心中犹如冷水、只想厚卧等症，皆不宜理中汤，以其元虚也。法宜内圣外王之治，温补而散之。

异法六君子汤（轻用泡参，重用白术，虚中内寒症）

泡参一钱　焦术五钱　云苓三钱　甘草一钱

法夏二钱　陈皮一钱　官桂三钱　肉桂五钱

细辛二钱　炮姜引

若元虚之人感冒之后，业已寒热交加，或外寒而内热咳喘嗽痰涎者，亦宜内圣外王，表里兼治，先救其主，后逐其客矣。

凉隔〔膈〕地黄汤（救主之法，虚寒内热症）

生地　寸冬　花粉　只〔枳〕实　只〔枳〕壳

青皮　木香　龟板　阿胶　百合

此方乃虚寒之人先服此剂，后服祛邪逐客归脾汤则愈。

逐客归脾汤（逐客之法）

黄蓍〔芪〕　当归　泡参　贡术　云苓　远志

元肉　木香　枣仁　甘草　细辛　黑姜　花椒引

此方乃专治内元虚损、赢瘦咳喘、腰痛心嚯①兼外感风寒之剂。若无内虚者，则不必用内圣之法，只须照其在表在里，当表者表之，当里者和解之，结热者攻下之矣。假如两感风寒之症，则头痛身烧〔热〕、时热时冷、关节俱痛、冷热皆思食之不多、或吐或泄〔泻〕、混乱不安者乃两感之证也。汗则或出或不出，宜用防风通经散及大羌活汤（皆用淡豆豉引）。若汗发不出者，宜服豉豆〔豆豉〕散。

发汗豆豉散

淡豆豉三钱　川芎一钱　羌活一钱

共为细末，冲酒服。

此散乃专发伤寒在表之寒毒、汗不出者，服之后以厚被盖之发其汗，取其毒则愈。然寒以〔已〕传入里者，切忌再用此法，则为害矣。

山人曰：如寒邪初入，在半表半里之间，烧热而发渴饮者，与温病热症同治。如内伏热而烧出外者，乃阳

---

① 心嚯：指心跳不安，心慌心累。

气发泄也，则与伤暑症同，然分内外皆热者为实（内则渴饮，外则肌烧也），内冷外热者为虚，又以内热外冷者为表虚，内冷外热者为里虚，表虚者则宜固表，以生黄芪、生甘草、荆芥、卜〔薄〕荷以固而兼驱其邪。里虚者，以炙草、蜜蓍〔芪〕、焦术、官桂、炮姜以温而兼散其寒。若内外皆实而热者，则以五苓散加小柴胡汤，双解而清导之，或人参败毒散，或黄连解毒汤加滑石、支〔栀〕子、甘草而两解之。切忌妄用芒黄为害，以其邪热未结耳。若热邪深入，或胸结心慌，或肠热肚痛，或便闭泄血者（为里实），乃为任用硝黄〔磺〕之时也，或承气汤，或大柴胡汤等，量而用之也。然脉虚者则用焦军、滑石、支〔栀〕子、连翘可也。尚不宜生军、芒硝、桃仁重剂之类。智者测其量而用之，不可糊涂庸碌而为害矣。

假如内冷而思热汤者，则宜理中汤。体素强者为寒，腹则痛而□按；□宜建中汤（体素衰而腹不痛，惟思食□化也，为气虚），加云苓、贡术、砂仁、建曲，则一服而其效如神。然须临症神明，病药相投，则无不圣治矣。

洞明山人曰：凡病有三种治法之变化，常病则用克制法；阴阳两挟，则用和治法；元虚作乱，则用顺治法。然克制者，热用凉药，凉用热药也；和治者，寒热相争，而用调理阴阳之治也；顺治者，乃从治之道也，以其火虚则上浮为热，水虚则下沉为僵。如足冷者，乃下元虚也，法宜补水养阴，以顺其道。目雾口干而不渴者，乃虚火犯上，中虚气也，法宜补火状〔壮〕阳，以强其元。然须调匀水火，用真蒙桂以引火而归垣〔元〕，不可妄用均姜、附子热燥之品，为误矣。

虚热妙剂（奇方，阳虚症也）

泡参三钱（用洋参三分尤妙）　云苓三钱

白术三钱　香附三钱　砂仁五钱　肉桂五钱

远志一钱　五味一钱　地骨皮五钱引　甘草一钱

咳则加法下〔夏〕、广皮而治头眩嗽痰。

山人曰：虚热之症与伤寒诸症不同。此方乃从治之法也，若医不明，则误人匪浅也，其症因气久虚，真火外浮，不能归垣〔元〕，随邪而作祟也，此方之妙，在于肉桂引火以归垣〔元〕，五味以顺其散气，砂仁、白术以健脾开胃而进食，洋参以固气生津，云苓、〈枸〉杞、远志以交心肾而利窍、散痰兼除余热。而香附以调气散寒，甘草助之通其肢节，是为妙耳。

虚寒妙剂（仙方，阴虚症也）

角参三钱　熟地三钱　寸冬一钱　知母一钱

益志〔智〕五钱　当归四钱　党参二钱　破纸三钱

胡桃三个（遗精者重加）　　龙骨三钱

牡力〔蛎〕二钱

泽夕〔泻〕二钱（自汗与盗汗者宜重用）

枸杞　巴戟（指痛者重加杞、戟）

龟别〔鳖〕甲（骨蒸和寒热者宜加）、天麻、茯神（头晕者加此）各三钱

此方之妙在于纯补真阴，则真阳自状〔壮〕，余阴自消，则阴舒阳泰，而病自除矣。盖阴凝则畏冷，阳浮则自热，庸医不明，误作伤寒治之，则杀人于杳冥莫测之间矣。此方专治阴虚中疫，及失音不明，二症俱用生鸡蛋调药汤服为妙引。

阴虚盗汗方

官桂三钱　　天雄二钱　　黑附二钱　　党参三钱

白术三钱　　云苓二钱　　蜜薯〔芪〕三钱　　当归三钱

白芷二钱　　黑姜一钱引　　加二地四钱　　杭芍三钱

此方专治气血虚而感风寒之症，寸脉虚弱，主头痛咳逆，外表热而内里伏寒，发之则出冷汗也，或梦中亦出冷汗为验。切忌发表为害，忌服柴胡汤及败毒散□□等。

山人曰：凡病出冷汗者，为血虚之症，无汗者，乃气虚之症。出热汗溇臭者，乃邪热之症，邪热宜人参败毒散加连翘、支〔栀〕子、银花、黄芩，治之即效。

中风海上方（即中时风也，附寒热湿疸等症）

山人曰：夫风之毒，无往不中，以其阴阳不正之邪气，夹杂于风也，体羸之人中之，则拘挛搐扯而缩筋骨，如中于喉舌，则舌木亡言；中于口鼻，则嘴脸歪斜；中于心窍，则痰迷不醒；中于肺窍，则肺痿喘吼；中于肢节，则麻痹瘫痪不仁。常人感冒其虚风无毒者，为之伤风，羸人中其毒风有疫者，为之中风，与感冒者，大相郡〔迥〕异，法亦殊别。山人有三法总绳，临症斟用之。

风中头鼻口脸方（立见神效）

天雄片三钱　黄附片三钱　胆南星三钱
半夏一钱　姜虫〔僵蚕〕二钱　全蝎三钱
蜈蚣一条（去头尾）　细辛三钱　〈威〉灵仙二钱
甘草三钱
煎服二剂愈，如口噤加乳香冲服。

风中心窍迷痰方（起死回生）

生南星一两　生白附一两　生半夏一两

生川乌一两　生草乌一两　生甘草一两

此方乃山人经验之经剂，凡中风痰迷不语者，熬沸冲酒灌之立苏，如一剂未愈，则对加重剂，或加倍泡酒服之，然后服疗血治风散即愈。

疗血治风散（风后仙方）

当归一两　川芎八钱　红花五钱　芥花四钱

银花三钱　香附六钱　木香三钱　玉〔郁〕金三钱

甘草三钱

煎服。

经云：治风先治血。山人曰：治血者，非滋阴也，盖血不滞不能中风，补之则剧。血不虚不能生寒（寒亦风也）。若用滋阴冷血，则反为殃。此方之妙，在于归芎以活血，三花者能行血以祛风，木香、香附、郁金能行气而散郁，甘草佐之而通百节之邪，则一服而百风皆除矣。

风中肢节主方（左瘫右痪俱妙）

白附五钱　黄芩三钱　胆星三钱　法夏二钱

全蝎六钱　姜〔僵〕蚕四钱　川乌三钱　草乌二钱

秦艽三钱　甘草三钱　　桂支〔枝〕、木瓜各二钱

煎服。病缓者泡酒夜饮。

【批】凡中风之症，必然肢冷心寒为证，宜加肉桂、良姜、细辛、大力以温经而散其风寒为妙。若中风而反喜热者，则不治矣。

中寒痰异治方（寒有阴阳二毒之治）

如中寒痰，则冷噤寒战，比伤寒两感尤恶，若一中之，则内外冷极也，阴毒阳毒，俱极凶恶，明医者，慎重而治之。二症如左：如阳毒伤寒证，其脉浮洪而数，面赤有斑如绵纹，喉中痛而唾血，五日可治，过七日则无治矣。

阳毒寒痰汤

升麻五钱　当归三钱　　川椒（去目）三钱

桂支〔枝〕二钱　雄黄五钱

为末冲服。

右药煎好冲雄黄末服，蹼〔仆〕卧而取汗为佳。阴毒伤寒证，其脉沉缓为顺。内外冷极，面目皆青，身痛如被杖然，咽喉极痛，生死如反掌之间。

阴毒寒痰汤

别〔鳖〕甲一两　甘草五钱　升麻五钱　当归三钱
川椒二钱
煎水服。

天师曰：此二症皆非常病，乃传染之病，即瘟疫也。初起时宜人参败毒散主之，万不致误。如阳毒伤寒，有一二日病变成者，或服汗吐下变成者，立身痛心烦，妄语惊走，见神见鬼，或吐血下痢等症，各分阴阳之症治之。

天师曰：更有肾气亏虚而寒，其症日间则冷，夜间则热，谓之阴寒。若误作伤寒治之，则其人必哑也，法宜先服反火至圣丹，后服慢补真水祛寒至宝丹，则余火自消矣。

反火至圣丹（肾虚夜热之妙方）

真熟地一两　枣皮五钱　寸冬五钱
北〈五〉味五钱　玄参三钱　枸杞三钱　沙参五钱
芡实五钱　前仁二钱　肉桂三钱　冬桑叶七张引

祛寒至宝丹（慢补真水方）

黄附一钱　肉桂一钱　熟地一两　枣皮四钱
白术三钱　泡参三钱　柴胡五钱

洞明曰：用银胡一二钱尤妙。此方乃水中补火，更于水中去寒，妙过六味地黄八味丸等。

大补肾阴丸（滋阴降火之妙方）

生地、知母、黄柏各四两（盐和酒炒）

龟板六两（酥炙黄）　　当归、牛夕〔膝〕各二两

杭芍一两　虎头骨①、锁阳、广皮各一两

共为末，用猪背柳肉为丸加炼蜜合做。此丸乃二方合一也，若只是虚火上交者，则单用前五味生地至当归做丸服。如诸虚不足，腰膝腿痛者，则二方共用，以羖羊肉为丸（山公羊也）加干姜五钱或姜汤下亦可。

【眉批】守阴立极，加肾气丸。

又方滋阴补肾丸（肾虚诸痛方）

洋参三钱　黄著〔芪〕五钱　杜仲四钱

兔〔菟〕丝三钱　茯神三钱　破纸三钱　山药一两

枸杞三钱　牛夕〔膝〕（蒸熟）三钱　龙骨三钱（煅）

---

① 虎头骨：虎被中国政府列入《国家重点保护野生动物名录》，为国家一级保护动物，故中医药界也将虎骨列入禁止使用名单。今后大补肾气丸中也不会再用虎骨。如何寻找虎骨的替代品，就成为执医者的新课题。

锁阳三钱　广皮二钱　杭芍三钱

共为丸，炼蜜丸，如梧桐子大，每晨空心服五十粒。姜汤引。

洞明曰：凡至夏之时，多生暑疾，俗曰中暑，浑而名之，故多误治，其所然者，则有阳虚阴虚之不合，中气中痰之各异，如阳虚者，则吐血燥动不宁，大热作渴，欲饮冷水，胎〔苔〕生芒刺，宜服香茹〔薷〕异法汤为妙。

异法香茹〔薷〕汤（阳虚中暑方）

香茹〔薷〕六钱　　茵陈五钱　　石羔〔膏〕五钱
寸冬四钱　　云苓三钱　　角参三钱　　法下〔夏〕一钱
黄连一钱　　甘草一钱　　竹叶五张引
宜加白芍五钱尤妙。

如阴虚中暑、吐血者，则其人安静，舌胎〔苔〕滑而不渴，不必止血，法宜清胃为上也。

清胃养荣汤（阴虚中暑方）

香茹〔薷〕三钱　　茵陈五钱　　石羔〔膏〕三钱
当归三钱　　泡参三钱　　荆芥一钱
煎服。

此方乃阴虚吐血之方也，只服一二剂，则改服六味地黄汤，滋水消火为妙。若伤暑症，见渴饮呼水者，宜用专治法，重服解暑香茹〔薷〕汤，见专治法。

洞明曰：凡伤暑初起，则头晕发渴，心烦恶热，盛〔甚〕者则周身俱热，痰多而气喘，或吐或泻，或吐泻兼见。方宜解暑清热。

解暑清热汤（治吐泻）

茵陈一两　香茹〔薷〕三钱　白术三钱

泽夕〔泻〕三钱　云苓三钱　砂仁一钱　扁豆三钱

甘草一钱　滑石三钱　芒硝三钱

合〔藿〕香二钱引

山人曰：中气者，乃中山瘴岚气也，合〔藿〕香散主之，又与中痰同治。中痰者，乃中时痰之邪气也，其症则偶然闻臭，即发恶吐哕不息，初则吐痰涎，次则饮食，接次则吐苦水、黄胆，危在顷刻之间，急服救急丹或灵芝水，接服除邪散痰汤可救。否则形脱如柴而亡矣。

除邪散痰汤（止吐方）

乌药一两　苍术三钱　草叩〔蔻〕五钱　升麻三钱

合〔藿〕香三钱　陈皮二钱引

山人曰：更有热症，其脉洪而数，咽干口燥，咳嗽而呛，痰涎难吐，面赤目干。初时胎〔苔〕色赤而涎滑紫为证，法用清热汤。

异法清热方

角参四钱　　寸冬三钱　　花粉一钱　　连翘三钱

银花二钱　　黄芩三钱　　木通二钱　　知母三钱

车前草引

如火症初起，则脉数而疾，洪如涌浪者，大渴饮水，唇焦舌燥而起赤点，或身烧如火炭，或心烦妄语为证，法宜海上奇方饮。

奇方退火饮

黄连三钱　　黄芩三钱　　生地三钱　　芒硝三钱

石羔〔膏〕二钱　　连翘三钱　　支〔栀〕子二钱

甘草三钱　　山豆根三钱　　金石斛一钱引

洞明曰：凡病初起，皆宜直治其经脏，久病者方可格治元化为妙。中湿初起，则舌胎〔苔〕黄，身重尿短，脉迟，头重难抬，周身腰膝俱痛。

异法除湿汤

毛〔茅〕苍〈术〉五钱　白术三钱　猪苓三钱

泽夕〔泻〕三钱　云苓五钱　前仁二钱　木通二钱

法下〔夏〕一钱　肉桂（五钱）引

茵陈为引尤妙

凡中湿之症，有轻有重，轻则肢软，重则身耙[①]，轻则胎〔苔〕色黄，重则燥黄，胜则目黄身黄而发肿矣，初用除湿汤。水泻者，则用白术益脾汤。

白术益脾汤（如小儿水泻，则用参苓白术散）

贡术一两　毛〔茅〕苍〈术〉五钱　苡仁一两
淮〔怀〕山三钱　泽夕〔泻〕三钱　草薢三钱
甲珠三钱　木通二钱　甘草一钱　云苓三钱
千里光、星袖〔宿〕草引

山人曰：如暑肿、湿肿、黄肿，初用异味五苓散，次照黄疸症治之。

异味五苓散

猪苓四钱　泽夕〔泻〕三钱　茵陈五钱　萹蓄二钱

---

① 耙：为四川方言，意同软。

前仁三钱

外加五皮饮：青皮、陈皮、大腹皮、云苓皮、均姜皮各二钱

煎水服。

洞明曰：黄疸症有三种，有脾黄者则泻。有食黄者则胸腹胀满，有胆黄者则目珠黄而及身黄，然皆不泻，山人有首方妙治法。

黄疸妙治方（如常治则减轻用，泻者去玄、苦二参，加泡参、云苓服）

苦参一两（糯米泔浸一夜）　胆草三钱　花粉四钱

〈威〉灵仙三钱　秦艽五钱（连根用）　柴胡二钱

茵陈一两　白术三钱　玄参三钱　扁〔萹〕蓄二钱

芒硝二钱　瓜蒂二钱　紫草二钱

白藓〔鲜〕皮三钱

皮黄者重用，麸醋冲服。阳症加黄芩、大黄，阴症加附子、干姜。

林屋山人治疸方

苍耳、茵陈、木通、卜〔薄〕荷各三钱

煎老陈酒一碗，冲砂仁末三钱服。如小便赤者加黄柏一钱合煎，外用黄蜡卷取脐中黄水。

黄蜡卷法：以竹筒裹草纸数层，粘固封其一头，然后熔化黄臈〔蜡〕，以胶其外，筒中不可见臈〔蜡〕，卷成安于痛者脐上，以火点其未封之头，以然〔燃〕至脐则取去，又如此法连烧三五次，以取其黄汁，一日一次，以脐中不见黄水为愈。

黄痧走胆方（单治五法）

一方：以老丝瓜一条，连〔莲〕子煅研末冲酒服。

二方：地龙、龙胆一两，炖酒缓服。

三方：千里光一把，炖酒醉服①十数次。

四方：满天星草一把，捣和猪精肉煨服数次。

五方：苏茅草根一把（去净），煨猪肉服。

以上五法，皆能单治即效，宜多服之。

更有海上奇方一法，用黄鸡蛋一枚，火煅连壳为末，调醋热服，三五个后，专治三十六种黄痧走胆、疸黄重症。多则服三五枚即愈，以鼻中出黄水为验矣。

胸腹胀满黄肿方

苍术二两（淘米水浸旦夕二夜，晒干火煅存性）

---

① 醉服：指喝多一点。

酒曲四两（煅存性）

皂凡〔矾〕一斤（醋浸晒干，入罐煅存性）

加平胃散一常剂为末，共和调匀，醋糊为丸，如梧子大，每服三十丸，温甜酒下，日二服，服完即愈。然光胀满不黄者，乃是脾虚，饮食不化，须用健脾理气即愈。

内伤总司（五劳七伤）

内伤秘方

土参、□□、杭戟各一两，梦花根四两，俱入公鸡肚内，烧极熟，丢渣服。

洞明山人曰：病有内外两症，治法不同，内症者乃五劳七伤也，外症者，乃风寒暑湿也，俗呼为伤寒症者是矣。证验前卷业已说明。

山人曰：五伤〔劳〕七伤之症，男女皆同，不过是女人多恼气伤肝，男人多伤精损肾耳。其证之概，大都是咳喘心嘈、腰痛无力而已。至于诸虚亏损，则另有别。痨瘵初起则骨蒸，遗精泄水多盗汗，红崩白滞多干血。另有特别之专治，其法如左。

内伤通治方

全归五钱　生地四钱　没药三钱　白术一钱

川芎三钱　杜仲三钱　〈威〉灵仙三钱　瓜蒌三钱

只〔枳〕壳三钱　　白〔百〕合三钱　　苡仁一两

淮〔怀〕山五钱　　扁豆三钱　　巴戟八钱（杭戟重用）

寄桑〔桑寄〕生引　　□□□通用　　二活三钱

此方之妙，贵在全归能活血而散寒。凡内伤则虚热，得生地以清心血之热。没药乃补内伤之君，白术为调气之主，川芎能分阴阳，杜仲、〈威〉灵仙专疗腰肾之痛。瓜蒌、只〔枳〕壳消痰定喘，合〔和〕苡、淮〔怀〕、豆专治劳咳。杭戟、破纸、兔〔菟〕丝乃五劳七伤之圣品。桑寄生乃内伤佐使之神药，一服无不痊愈者矣。然内伤兼感冒者，初无胎〔苔〕色，急服此方即愈。若胎〔苔〕色已见，宜服先〔先服〕香砂六君子汤一剂后乃服此方。若寒重而发噤者，则加肉桂二钱、官桂三钱同煎服。若邪热重者，则加柴胡二钱、黄芩三钱同煎而服，不可妄投诸表剂，则误之而转沉疴矣。

内伤加减灵应品

益志〔智〕仁能益心济肾；杭巴戟补水疗腰；兔〔菟〕丝子、葫芦巴温丹田、益肾气；覆盆子治肺虚有寒、女人不孕；淫羊藿治肾虚、手足麻；蒺藜子，遗精、白滞、咳嗽者重用，补肾用砂蒺，祛风用刺蒺；肉苁蓉补丹田、益真火；肉桂、仙茅能补真火散寒，然腰不觉冷者，勿服破纸、仙茅；草薢专治腰肾冷痛，宜破纸佐之；牛夕

〔膝〕、杜仲皆能补肾而疗腰膝之痛症；枸杞治痨热骨蒸，补肾水、益虚劳；枣皮、熟地、胡桃俱补肾水益三焦。

右药诸品，各照其证轻重寒热加减，或煨猪心、肺，或泡好净酒，或熬汤服。新病则急服，久病则缓服，久治则能回春矣。

山人曰：凡属重症，宜大药以重治之，久患者宜久治之。实则宜下，虚则宜补，俱宜三五剂以见奇功为度。倘然畏惧下药者，则留毒害人，而遗殃陨命矣。

心痨妙应方（加真沉香尤妙）

五味子五钱　　檀香三钱　　生地一两　　云苓五钱

莲心四钱　　枯芩三钱　　枣仁五钱　　枣皮六钱

百合一两　　柏仁八钱　　大连二钱　　天麻六钱

降真香五钱　　建菖蒲一钱引

蜜丸、汤服俱妙。此方专治心痨气逆，半夜后则不能安眠，胸中蕴热、烦劳之症，服之神效。

诸虚百损方（扶元养心汤）

当归六钱　　云苓五钱　　白术四钱　　杭芍三钱

知母三钱　　丹参三钱

香附六钱（便□气疫者重用）　　贝母四钱

地骨皮二钱　寸冬三钱　广皮二钱　苏荷二钱

甘草二钱　生姜引

此方专治男女五劳七伤、诸虚百损，凡人忧愁思虑则伤心血，久欲不食则伤脾胃，脾亏则伤肺，肺损则咳，久咳则成痨不治，此方之妙，能补虚劳，扶元气，健脾胃，养心神，润咽喉，清头面，退热骨蒸，安魂窍魄，治心慌聊〔缭〕乱、羸瘦盗汗、腹痛气疫、任脉不调、咳嗽痰涎、发渴身痛、泄泻等俱效。

痨瘵仙方

玉竹参一两　杭巴戟五钱　兔〔菟〕丝子五钱

肉苁蓉一两（去筋）　甘枸杞五钱　建莲米一两

芡实一两　淮〔怀〕山八分　熟地六钱　枣皮四钱

云苓五钱　砂〔沙〕参五钱　百部三钱　胶珠三钱

尖贝三钱　向日朕〔葵〕根四两

右药俱补，入猪肚内，煨极熟服，再重服前四味玉参、苁蓉与朕〔葵〕根即愈。如脚心断痛者，重加兔〔菟〕丝子、巴戟、胡桃米煨服。

内伤劳〔痨〕瘵酒方

秦归三钱　熟地六钱　生地五钱　没药五钱

云苓三钱　玄胡一钱　五灵一钱　血结〔竭〕一钱

阿珠一钱　肉桂一钱　枸杞二钱　尖贝二钱

百合三钱　寸冬三钱　益志〔智〕三钱　杭戟三钱

高丽参一两　玉竹参五钱　明砂〔沙〕参四钱

潞党参三钱　广百部三钱　苏条参三钱

远志肉二钱　川续断三钱　破故纸一钱

淮〔怀〕山药四钱　杜仲二钱　苡仁三钱

兔〔菟〕丝三钱　〈天〉雄片一钱　独活一钱

黄芩一钱　血通一钱　桑寄生三钱　威灵仙二钱

右药三十六味①，泡酒三斤（大曲酒尤好），连泡三次，服之即愈，神效。

内伤筋骨腰膝诸痛常用酒方

丹参一两　川芎一两　赤芍六钱　只〔枳〕实五钱

细辛四钱　香附五钱　〈荔〉枝核一两　肉桂五钱

丁香五钱　归尾五钱　乳香六钱　没药六钱

二乌各四钱（灰面包烧熟）　台乌五钱　茜草四钱

丹皮三钱　木别〔鳖〕一两（去壳炮）　血蝎五钱

土别〔鳖〕二两　紫草四钱

〈自〉然铜五钱（醋制上吹）　降真香五钱

---

① 三十六味：实为三十五味。

广三七五钱　海玛〔马〕五钱　真猴骨一两

真虎骨一两　真龙骨一两

右药二十八味，泡净好酒十斤，每服一两，能治久年伤损，神妙。

却〔祛〕病延生补益心肾酒方

益志〔智〕三钱　远智〔志〕一钱　云苓三钱

枸杞二钱　续断二钱　破纸一钱　覆盆〈子〉二钱

兔〔菟〕丝三钱　杜仲二钱　杭戟三钱

枣仁二钱　川芎一钱　只〔枳〕实二钱　百合三钱

五味三钱　何首乌三钱　白果十个　苡仁三钱

右药十八味，泡净酒一斤，每夜服一杯，常饮不断，能保元益寿。

珠〔朱〕砂安神丸（失眠妙方）

当归三钱　生地三钱　胡连五钱　甘草二钱

连〔莲〕心三钱

共为细末，酒浸蒸饼，作丸如麻子大，珠〔朱〕砂五钱研细穿衣，卧时液引三十丸，专治昏乱怔忡不寐。

乙未年撰于盘龙山金华庵你邑

增集内伤总司

内伤备用方（加莲米、淮〔怀〕山、苡仁补虚甚妙）

全归　生地　云苓　川芎　只〔枳〕壳　杜仲

没药　贝母　杏仁　百合　苏子　杭戟

〈威〉灵仙　龟板　牡力〔蛎〕　茜草

桑寄生、石泽南〔兰〕引

洞明曰：如热咳者，不宜温中，方内去苏子、百合，加瓜仁、知母、二冬、玉参。

如寒咳者，加泡参、官桂、黑附、花椒。

如肺虚者，则不动自嘈，去贝母、杏仁，加阿珠、尖贝、黄著〔芪〕、熟地，去生地。

如喘急者，加炙麻茸〔绒〕、五味子。

如肺实者结核，动则嘈咳，加冬花、瓜仁、黄芩、石羔〔膏〕、蜜桑皮，去百合、贝母。

若是内伤感寒而舌红胎〔苔〕白厚者，则主头身俱痛，呻吟难缠，虚烧大汗，卧床不餐者，则用潞蓍〔芪〕阿胶汤，加黄芩、白芍、柏仁、归地、白薇、龙骨、牡力〔蛎〕、荆芥，小麦引（寒重者加柴胡根、藁本）。

如大汗亡阳如雨下者为虚症，法宜固表以回阳，重用生蓍〔芪〕（脉则浮而无力）。

若光热无汗者为实症，法宜取汗以散寒，重用豆豉散（脉则沉而有力）。

如中虚脉弱者，法宜和中温胃，用云苓三钱、焦术一钱、桂心一钱、砂头五钱，炮姜一块为引。

如出冷汗者为血虚，本方加秦归，炒白芍、枣仁、泽夕〔泻〕以止其冷汗。

若出热汗者为伤气，仍用本方加贡术、杭芍、大连以止热汗。

如大汗不止者，则服参蓍〔芪〕阿胶汤，重用党参、白芍、柏仁、小麦、龙骨、牡力〔蛎〕，煎服（若脉细者则服生脉散）。

如胎〔苔〕色微白者，加良姜、白附、丁香、荆芥。

如胎〔苔〕黄者加苍术、厚卜〔朴〕、法下〔夏〕。

若胎〔苔〕暮色者，加官桂、柴胡。

如胎〔苔〕赤色者，加大连、黄芩、玄参。

若头痛者，加北〈细〉辛、苍耳子。

如头身俱痛，乃外感过重，宜六君子汤重服。

若内伤久虚咳嚼、头面五体俱肿，命将垂危，脉息俱细者，宜潞参、玉竹、黄芪、云苓、当归、杏仁、苍术、厚卜〔朴〕、苏子、茵陈、苡仁、白芷、法下〔夏〕、只〔枳〕壳、冬花、蓙子、则〔侧〕耳，清明草引。

内伤回生方（黄芪阿胶汤）

黄芪　阿胶　龟板　没药　二活　柏仁　当归

贡术　潞参　云苓　杭芍　杭戟　〈威〉灵仙

上桂　川芎　甘草　寄生　小麦引

此症乃内伤外感，周身痛呻吟不已，白胎〔苔〕满口，舌底鲜红，两寸脉虚，饮食不进，头痛咳昏为候。如见渴饮者加胆星三钱，花粉三钱，枯芩、瓜仁各三钱，服即效。

疮科验方

秃头疮新试方（俗名癞子疮）

茯水一两（煅）　甘松一两　白凡〔矾〕三钱

雄黄二钱　扫〔轻〕粉一钱

共为末，调过灯油搽。

搽秃头法：先剃光头发，用小鱼一尾，捣烂调生鸡蛋一个，香油煎熟，待略冷时，扑于头上，带上毡帽，以取其癞虫。蛋冷去之，深埋土中，然后用白头翁和野棉花草熬水洗其头，洗后乃搽此药。一日一洗一搽，以好为度。好后忌服一切发物腥厌之品，一年后则不发也，内宜服生血脱毒汤。

秃疮内服方

川芎一两　当归五钱　赤芍三钱　银花三钱

连翘三钱　赤苓三钱　红花一钱引

秃头生发方

柯〔诃〕子一两　　青果三钱　　官桂一钱　　三奈一钱

潮脑一钱　　香油二两

煎诸药为汁，秃疮愈后，不生发者，用香油煎此方，早晚搽之，其发即生。

肥头疮方（几大包者）

黄柏　　百部　　枯凡〔矾〕　　松香　　雄黄　　硫黄〔磺〕

共为末，调清油搽。

头生鸡屎堆（四五疮成堆者）

松香三钱　　雄黄一钱　　硫黄〔磺〕一钱

共为末，调过灯油搽。

单方：取红鸡溏屎搽即愈。

头生地瓜疮方（疮生连串者）

青黛　　月石　　百部　　芷草　　黄柏　　螺蛳壳（煅）

各等分，共为末，调烟油搽即妙。

头与身上生疔（内服菊花饮）

凡头面生疔皆妙。凡疔初起即起白者顶即是水疔，俗名□岩白头，白胡椒五颗，偷油婆[①]一个，捣黄糖敷即愈。加□□、甘草末尤妙。

单方：古月三五颗捣末，加元肉一二片，再捣，敷一二次即消。

诸疔消毒菊花饮

凡疔疮初起，顶有小栗如芥者，不论阴阳水火痛与不痛皆为□□，先白头为水疔，初起如芥者、红烧现筋者为火疔，皆宜服此方。

杭菊一两（野菊尤妙）　银花一两（净者佳）
甘草一两　下〔夏〕枯草、地丁草
煎服，取汗为妙。

诸疮内消散

银花一两　菊花一两　甘草一两　地丁草五钱
花粉三钱　白芷二钱　乳香一钱　没药二钱
大黄一钱　木别〔鳖〕二钱（去壳炮）　赤芍一钱
防风一钱　夏枯草引

---

① 偷油婆：即蟑螂。

雷头风方（头面皆起疮痞与寒花）

苍术五钱　升麻五钱　荷叶一张

煎服即消。

头面风肿

芥穗六钱　槐角三钱　勾〔钩〕藤三钱　天麻三钱
白芷三钱　粉葛三钱

牛蒡根一窝引（此根能治头风、目晕、面肿、耳聋、气喘、脱肛皆妙）

大麻疯〔风〕方

大风子半斤

煎取油搽，并治疥癣。内服真蛇床子二两，醋炒碾末，蜜丸服。

剪发虫方（头发无故如剪落）

花椒一两　清油一两

煎至干，捣为末，调桐油搽，即愈。

落发疳方（小儿多此症）

野红豆全株。此豆生于河边，八月间开紫色红花，苗细而有藤，园〔圆〕叶，和根扯，同晒干，作三次服。初次煨鸡蛋，二次煨酒米，三次煨鸡肉。后用水皂角为末，蒸肝子服数次即愈。

耳后月蚀（耳后起口）

蚯蚓矢　猪边油

共捣敷之。

诱耳虫方（流黄水遍处烂）

干竹内虫矢三钱　枯凡〔矾〕一钱　蚊〔文〕蛤一钱
乌贼骨一钱　赤石脂五钱（煅）　蛤粉五钱（煅）
蜂房五钱（煅）

聤耳妙方（耳虫臭脓）

山海螺（瓦上烘〔焙〕干，不拘多少）　神砂一钱
冰片三钱　躲〔麝〕香一钱

共为细末，吹入耳内。

耳出脓血

枯凡〔矾〕　广丹　烟〔胭〕脂　龙骨（煅）
躲〔麝〕香

各少许研细吹之。此症与聤耳久溃不同，故又一法也。

耳心痛妙方

一、虎耳草揉水滴耳内。

二、清油和井水滴耳内。

三、龙衣煅为末吹入耳内，并治耳中出血。

四、凤凰衣炒黄为末，调香油滴耳内。

此四法皆止耳心痛症。

包〔疣〕耳寒症（不烧不痛、久肿不溃）

桐子树上螃海〔蟹〕甲炖老窖酒服，渣捣敷之即散。

头痛耳聋口舌生疮目鼻俱肿（乃风入太阳症）

川芎三钱　羌活三钱　白芷五分　细辛一钱五
柴胡二钱　白芍三钱　法下〔夏〕二钱　甘草三钱
煎服即愈。

治蛊虫妙方

人言一钱①　木别〔鳖〕三个

共为末，用大鱼一尾熟食，将骨和药（去头尾，翅骨不要）捣烂作团，用黄泥团在中，红火煅透，去泥取药，研细贮之，吹鼻即愈。

面生白癣

白凡〔矾〕　枯凡〔矾〕　雄黄　广皮　松香扫〔轻〕粉　白芷

共为末，调熟油搽。

头生天泡〔疱〕疮（小儿生白泡〔疱〕疮也，冰硼散搽亦妙）

天泡子（揉搽即愈，此蒿名山茄子，紫红色，如豆大，与排风藤子相似。）

头生黄水疮

三黄散加明雄、赤石、珠〔朱〕砂，共研细撼〔掞②〕之。

---

① 人言：即砒石之别名。砒石，又名信石、信砒、人言，为天然的砷华矿石，或为毒砂、雄黄等含砷矿石的加工制成石，辛酸大热，有大毒。用此药须慎之又慎。

② 掞（yàn）：为四川方言词，意为撒（粉状或颗粒的东西）。

飞丝入目方

石菖蒲捣烂塞鼻内即化，然须佐掉塞之。两目俱有，乃双塞之。

又一方：研金条香墨点之，一刻后用灯草搅之出即愈。

稚子白口疮

黄连根磨乳汁，搽之即愈。

又方：草霜冰硼散撼〔掞〕之妙。

明目仙方

冬桑叶（多株）　杭菊花（白野菊亦可）

二味煎水，久熏常洗，能除目疾，百病不生。加豆子上无娘藤尤妙，两目令〔令两目〕光明。

令目光明

何首乌光花（多株）

糯酒米炒熟，共推为末，久服能返成童目。

光明妙方（久服乃妙）

夜合珍珠（生谷田边，形如玉合叶生双珠）

蛇到〔倒〕退　千里光　一朵云

煨猪眼精〔睛〕服。

目膜翳雾

水皂角根一两　虫蜕八个　木贼三根

煨牙猪前蹄，多服即散（外用星袖草掉塞鼻内）。

鼻疳火方

角参　生地　寸冬　栽秧花根引

煎服（外以芦荟研吹鼻中）。

鼻尖红肿痒

黄柏　青代〔黛〕　玉〔郁〕金　儿茶　广香　冰片

共为末，调蛋清搽。

一方：取谷泡子花，炕干为末，调醋搽即愈。

羊胡髭方

羊胡子（烧灰）　白〔百〕草霜

共研细，调清油搽。

奇方：用牛尾巴扫之即愈。

小儿重舌症

龙衣（煅）研醋敷之即消，并治重腭症。

金弹子为末搽亦效。

内服土巴戟根，熬水服即消。

小儿舌疳方

流黄〔硫磺〕　冰片

共研细，撒〔掺〕即愈。

齿生牙蜃

冰片三钱　月石一钱　广丹五钱

卜〔薄〕荷片少许　青代〔黛〕一钱　儿茶一钱

研细，撒〔掺〕之。

口唇黑烂（忌用躬〔麝〕香、冰片）

含〔寒〕水石　生石羔〔膏〕　明芒硝

共研末，撒〔掺〕之即好。此方善治麻蜕，神妙。

口热流涎方

玄参五钱　寸冬四钱　黄芩五钱　生地三钱

云苓三钱　甘草三钱　连翘二钱　枝〔栀〕子一钱

大力三钱　覆〔复〕花一钱　灯心引

梦流口水

连翘　枝〔栀〕子

共为末，点舌尖上睡。

流冷口水

丁香一钱　白胡椒五钱　干姜五钱

煎服即愈。

燕儿口疮

马齿苋煎服。

栽秧花熬服，能打一切□积，神妙。小儿若服□积，

则肚泻不止，见皮烧肛，诸药不能止也。

引火归垣〔元〕

凡小儿多生口疮者，用吴于〔萸〕子一钱为末，调

醋敷脚心一夜即妙。

口臭妙方

丁香　草叩〔蔻〕　　香茹〔薷〕　　槟郎〔榔〕

各等分，煎服即解。

脑髓痈方（初起时髓中作痛）

明天麻五钱　　法夏五钱　　白芷五钱　　防风四钱

胆星四钱　　羌活五钱　　川芎五钱　　全归五钱

杭芍五钱　　黄芩五钱　　连翘四钱　　甘草三钱

夏枯草、漏芦根引

此病初起脑中作痛，上腭燥吐痰涎为候。百药不效，法宜双治，外敷百会穴。

升麻三钱　　槁〔藁〕本四钱　　羌活三钱

枝〔栀〕子二钱　　姜黄二钱　　雄黄二钱

右方共为末，加大火葱二根、生姜三片共捣烂，调大曲酒敷。若久溃者，则上腭出脓，用马蜂包炕干为末，加躲〔麝〕香一钱，调香油敷之。

脑顶疽方

只〔枳〕壳一个，热水泡耙，笼在疽上，周围用灰面调水敷固，不换他药，疮好自落。凡头上生疽皆妙。

痈疽初起方

甲珠一个　胶珠一个　银花三钱　瓜蒌一个
丝瓜壳一钱

共为末，甜酒服。加野菊花一钱，同煨甜酒服，避风发汗即消。

对口疽方

鲫鱼一尾　灯心一钱

共捣烂，敷即愈。

头生顽癣（并治诸癣）

竹虱　浆〔地〕虱

新瓦上煨〔焙〕干为末，黄糖煨化，调敷即愈。

顽癣奇方

猪精肉一片（井水泡七日），花椒、明雄各一钱，清油一两，同煎熟，研末搽。

一方：大风子一两，捣烂煎取油搽即愈。

咽喉部诸方

喉蛾仙方（喉中痛卡有形）

明雄五钱　月石一钱　冰片五钱　珠〔朱〕砂五钱
躲〔麝〕香少许　儿茶七钱

右方六味，共为细末，吹喉中即散。

消蛾散

红叩〔蔻〕（炒）　大枣（煅）　皂凡〔矾〕（少许）
胆凡〔矾〕（煨〔焙〕干，少许）　冰片一钱

共研细，吹即消。

一方：偷油婆一个，煅为末，吹之即消。

双蛾仙丹

牙皂（煅）　巴豆（煅）　白凡〔矾〕（煅）

共为末，吹之立化。

喉火灵方（喉痛无形为火，红亦是火）

玄参、豆根、射干、石羔〔膏〕各三钱，黄芩、连
翘、黄连、大力各一钱，花粉二钱，瓜仁、甘草各一钱，
醋冲药服。

此方专治舌赤、舌黄、喉蚁、阴阳毒症，俱妙。若火炎胜者，加芒硝、滑石、寒水石，同煎服。

喉蛾喉火（一方两治）

玄参　豆根　胆星　射干　浙贝　芥花

石羔〔膏〕　黄芩　开喉箭〔剑〕　李顺果

龙胆草　淡竹叶　细甘草

各等分，冲好醋半杯服。

缠喉风症（气紧喘促，喉两旁起青筋）

姜虫〔僵蚕〕三钱　银花三钱　射干二钱

连翘二钱　淡竹叶一钱引

外用茯水一枚、木香一寸，共磨水，调熊胆，搽喉上即愈。

白喉症（舌根与喉中皆起白泡子）

生地　当归　白芍　官桂　黄附　吴于〔茰〕

寸冬　花粉　只〔枳〕壳　知母　甘草　牛蒡根引

此症乃喉中寒火、阴阳毒结成。

体部妙方

【眉批】内服用黄精二斤，粟米曝洗一合①，蒸熟服之。

大麻风疮（全身疱疮搔〔瘙〕痒痛，又名癞麻风）

木别〔鳖〕一斤　大风子一斤　银花四两

官桂三两　黄芩三两　大连一两　苍术一两

卜〔薄〕荷二两　荆芥四两　苦参四两

荜〔蓖〕麻子一斤　野菊花四两

右方煮水，熏洗数次即愈。

妙方：用龙衣数条，煅存性，研末调猪油，内服外敷，温酒调饮。此方专治久年患麻风疮者，服之神妙。

半边风（初中）

枯凡〔矾〕三钱　金竹茹一两

煨酒服即愈。如不愈者，急服洞明三乌散。

左瘫右痪（即半边风久症）

毛〔茅〕苍术、威灵仙、川牛夕〔膝〕、木通、桂支

---

① 一合：十分之一升。

〔枝〕各一两，天麻、淫羊〈藿〉、白芷各五钱，川芎、
羌活各三钱，泡酒二斤，早晚服尽量。

半身不遂

金凤花（即指甲花）四两　　神砂草（即大红袍）二两
二味泡黄酒，服即愈。

肠痈肺痈同治（主吐浓〔脓〕血，出臭气，渐肌瘦）

南星三钱　　法夏四钱　　白芥三钱（去油）
甘遂二钱　　芫花二钱（醋炒）　　生军五钱
黄柏二钱　　红花二钱　　桃仁三钱　　大戟三钱
枯芩三钱　　苦杏仁三钱　　石泽兰一两
共为细末，每服三钱，风寒草煎汤引。

脱骨疽方（其疽生于骨节上，不治则烂落）

防杞〔己〕三钱　　苡仁三钱　　苍术三钱　　当归二钱
川芎三钱　　贡术一钱　　〈威〉灵仙三钱　　松节二钱
银花三钱　　土苓三钱　　泽夕〔泻〕三钱
下〔夏〕枯草引

外敷：蜈蚣一条　尖贝五钱　姜黄一钱　藤黄五钱

贼骨五钱

共末，调醋敷。

疔疮恶毒

洞明曰：凡疔毒有阴阳二症，其疮初起，形小似芥，阳症则急痛如火，阴症则冷如冰。阳则发烧，阴则兴寒。火疔有红丝窜走，水疔有乌筋流行，红疔寻红了〔蓼〕子草嚼敷，白疔用白了〔蓼〕子草嚼敷。又以灸法，寻疔丝窜行之前头，离三分处，灸以灯火一状〔壮〕[1]，两傍亦离三分各一状〔壮〕，其丝则回散，不能攻心也。

又一法，急寻花蜘蛛一个，放于疔上，其蛛自咬其疔，如不咬，则用杯覆住，其蛛则咬，吸去疔毒，则蛛毒死自落，急取冷水入蛛其中。一伏时，则疔毒解，而蛛复活自去。[2]

---

[1] 状〔壮〕：粒也，针灸学量词，一粒为一壮，传统灸法，捻艾线成锥状，小如米粒，大如花生米，燃一粒为一壮。

[2] 用蜘蛛咬疔，此为民间治疗之法，读者均勿轻试，以免出现意外。

消疔奇方

黄豆　胡椒　细辛

初起嚼敷即愈。急切无药，则用烟油四围，顶上炮之。

菊花消疔饮

菊花、银花、甘草各一两，地丁、花粉、连翘各三钱，煎汤服。加生菊花叶捣烂冲酒服发汗，外敷胡椒捣黄糖，即愈。

无头疔肿（忽肿痛，无头无尾）

偷油婆三五个　白胡椒数颗

捣黄糖，敷肿处即消。此药并敷诸疔肿毒均效，若无黄糖，则用元肉俱妙。

退疔夺命丹（疔毒攻心，急寻野菊花嚼烂冲青〔清〕油，服之即解）

金银花一两　吊兰花一两（石泽南〔兰〕可代）
生姜十片

各用生的，捣汁冲酒、服水各半，熬服取汗，即能回生。若无生的，用干的水酒熬服亦可。

疗疗圣方（发汗退疗，畏冷尤效）

防风八钱　银花七钱　赤芍六钱　泽南〔兰〕五钱
虫退〔蜕〕四钱　金线重楼七钱（制过）

青皮七钱

黄连、细辛、二活、姜虫〔僵蚕〕、甘草节、独脚莲
俱各一钱

共为细末贮之。此散遇疗，每服五钱，卧以发汗，汗
后再服五钱大黄汤引。如疗已成脓者，服此散五钱，首乌、
白芷各三钱煎引。若疗生腿脚者，则用槟郎〔榔〕木瓜汤
引。如便闭者，加生军、丑牛、木香、枝〔栀〕子汤服。

背瘩痈疽初起方

明牛胶四两　甲珠四个　胶珠四个

煨酒急服之则消。

一方：黄蜡五钱、阿胶四钱，煨酒服即化。

妙法：寻癞格宝^①活系疽上，半日易之，入冷水中
令其生去为妙。

---

① 癞格宝：即蟾蜍。该方为民间疗法，为遵重原文，录此存照，
读者切勿以身试之。

消毒箭方（专消诸疮恶毒）

花粉　白芨　知母　贝母　银花　法夏　乳香
甲珠　牙皂

各等分。右方为末，每服二钱，用酒、水各一杯，煎干一半，冲药服，发汗。

外用：蜈蚣一条，捣蜜帖〔贴〕之，能消诸疮恶毒，神妙。①

蛇咬伤方（内服）

细辛、雄黄各一钱，丁香五颗，甘草三钱，共为细末，冲甜酒服。

外敷：连翘、银花、甘草，各少许，嚼敷伤处。斩其蛇头②敷尤妙。

一方：饮酒食蒜，令其尽醉，则蛇毒不能攻心。

一方：雄黄、尖贝，共末，陈酒醉饮，其毒流出自愈。

一方：荜〔蓖〕麻子捣敷伤处，能拔出蛇毒。又一支箭嚼敷亦妙。

---

① 此方读者切勿轻试。
② 斩其蛇头：即以蛇血敷其咬伤处，此法与下文饮酒食蒜令伤者醉，以免蛇毒攻心，皆民间土方，收录于此，读者不宜轻试。

山人治蛇伤方（内服）

甘草一两　白芷三钱　寸冬二钱

煎水服。消肿止痛。

一方：泡雄五钱、灵脂一两，共为末，每次三钱，冲酒服，伤者服之妙。

刀伤跌破类

金创妙应方（不拘新旧俱妙，少云氏传）

干大黄一两　熟石羔〔膏〕一两　明松香七钱
法夏三钱

共为细末贮之。此散造成，凡遇刀伤及磕破皮肉等症，皆以此散撇〔掺〕之，不拘新旧俱效。如若血流不止者，喷以冷水则止（若不止者稍加躲〔麝〕香噀之即止）。若伤被血糊者，熬涩茶洗之，切须避风为佳，撇〔掺〕此末药之后，用皮纸油膏盖上包之，一日一换，轻则三日，重则七日即愈。如伤处肿者，上此药一到〔道〕其肿自消，上二到〔道〕则生水，上三到〔道〕则生脓，上四到〔道〕则生肌，再上则愈矣。

二味通圣散（不拘脓血俱妙，洞明山人方）

神砂　躲〔麝〕香

二味均匀研细贮之。此方专治折跌伤破，撫〔捈〕之即能化腐生肌，一日一撫〔捈〕，不换他药，即能消肿化腐生肌告口①。

一厘金（古方，止血生肌）

续断三钱　半夏一枚（生用）　〈自〉然铜一钱

马前〔钱〕子一个

共为细末。右四味为末，凡一切刀伤见血，撫〔捈〕之一厘，不可多撫〔捈〕，即能生肌告口也。

七里散（古方，内伤重剂）

躲〔麝〕香三分　冰片二钱　珠〔朱〕砂三钱

血蝎三钱　乳香三钱（去油）　没药三钱（去油）

儿茶二钱　红花四钱　广山〔三〕七三钱

右九味，共为细末贮之。凡遇一切刀伤，并跌伤碰损，内服七厘，行之七里即效。

---

① 告：川西方言，意为"使……愈合"，"生肌告口"即使疮疡面愈合，让肌肉生长出来。

外敷雄黄、蜈蚣、独蒜，共捣敷伤处。又以独蒜切片贴伤上，用躬〔麝〕香、艾芮〔条〕灸之。

天行疫疮方（即天行痘毒，溃烂也）

升麻半斤蜂蜜煎，不拘时刻，连连服食，其痘毒自解。外以升麻汁水，蘸拭其身，能救其危。此症有忽发斑状，热如火烧，从头上起子，形如出痘，须臾遍身俱是，内有白浆，数日即死，此乃天地淫湿之邪，日久为患也。

号叫疮方（日夜嚎叫不息）

独蒜二个，捣烂调香油敷，干了又换。无香油，则用萆〔蓖〕麻子同捣亦妙。

顽疮痼疾

凡疮久患，历年不愈者，诸药罔效，乃疮口染寒，不能生肌之故。用马齿苋捣烂烧热，敷二三次即愈。

一方：山人秘法，用参、著〔芪〕、术、草、均姜、官桂为末，敷撳〔掞〕均妙。

无名疮方（患恶疮，人皆不识者）

蟾酥一钱（用丸亦妙）　灰面二钱①

珠〔朱〕砂少许

共研细，取新吸〔汲〕水作㞢〔丸〕子，如麦大。每服一㞢〔丸〕，姜开水引，汗出即愈。热重者，连服五七粒乃效。

洞明曰：大凡痈疽初起，莫嫌药贵，切宜大量用药，脱毒攻散为妙，急治为上，缓次为下。既溃，须宜清热消肿，然后生肌为中。久溃不愈者，须防寒热不清，务宜补气生血为要，寒则温之，热则凉之，寒热兼杂者，则宜双解为妙。然则有热则肿，有寒则陷，不肿不陷，则是寒热不清，方不在多，善用者良。

臁疮下部

臁疮流黄水（膝下生疮为臁）

青黛　儿茶　没药　乳香　流黄〔硫磺〕　升麻
松香

共为末，捣桃仁为膏贴之。日换一次，涩茶洗之。

---

① 灰面：川人谓面粉也。

臁疮膏方

歌：内臁易治，外臁难全。

轻粉　铜绿　甘石　滑石　乳香（去油）

贼骨（去壳）　白芷（重用）　龙骨（煅）

枯凡〔矾〕

各一钱为末，先用生猪油一两，黄、白蜡各三钱，熬化后入药末，调匀成膏，收贮瓶内。若疮溃极者，先用细辛、白芷、花椒、陈艾煎水薰〔熏〕洗，然后始搽此膏。此膏尚能搽痒子诸疮，皆妙。

单方：鹿角、头发煅灰，研乳香，调香油搽亦妙。

臁疮散方

梹〔蓖〕麻子十五粒（去壳）　姜黄一两

生军一两　白芷五钱　白芨五钱　白芥五钱

黄柏五钱　川乌三钱　草乌三钱　羌活三钱

独活二钱

共为细末，调冷开水敷一层。

敷臁法：先用豆渣和枝〔栀〕子、连翘、黄柏、苦参末敷数日，后用涩茶洗，然后敷之。一日一换，三次可愈。

红脂膏（专敷臁疮烂脚赶〔杆〕）

银珠〔朱〕三钱（水飞）　广丹三钱　轻粉一钱五

白松香一两五　茟〔蓖〕麻子三十六颗（去壳）

共捣如泥，坦〔摊〕薄贴臁疮上，烂洞内，入蜣螂

末，有鱼骨则自出[①]，加乌贼骨尤妙。

金素丹（化腐生肌）

枯凡〔矾〕三钱　白凡〔矾〕二钱　苏雄五钱

共为细末，专化绵管。

七星丹（生肌告口）

银珠〔朱〕一钱　珠〔朱〕砂一钱

扫〔轻〕粉一钱　甘石二钱（制）　龙骨二钱

铅粉二钱　血结〔竭〕一钱

（加）广丹一钱、上片五钱、躲〔麝〕香三钱

加尾上三味为十仙夺命丹。

---

① 有鱼骨则自出：笔者昔时跟老师学外科，亲见老师为一患者医
　治臁疮。消毒之后，老师从疮口取出一段死骨，长约三寸以上，
　状若鱼脊，又如蜈蚣。故知此处"鱼骨"是臁疮患处之朽骨也。

十二梅花点石丹（生肌告口）

龙骨二钱（煅）　象牙二钱（煅）　轻粉二钱

儿茶一钱　血结〔竭〕一钱　乳香一钱（去油）

没药二钱（去油）　甘石二钱（制）

生石羔〔膏〕一钱　珠〔朱〕砂一钱　上片一钱

躰〔麝〕香五钱

共为细末贮之，每用少许，即生肌。

洞天救苦丹（专治痈疽瘰疬溃烂圣方）

露蜂房（有子者）　尖鼠矢

冬苦炼〔楝〕（立冬后摘）　青皮

各味量用，皆用新瓦煨〔焙〕焦为末贮之，专治疮疬溃烂不愈之症。每服三钱，陈酒引，两日一服，服至疮毒水流尽则不服也。次服阳和汤（穷人服补溃丸亦妙）。

阳和汤方（疮久不愈服）

熟地一两　鹿胶三钱（不入药汤）　白芥二钱

肉桂一钱　甘草一钱　麻黄五钱　黑姜五钱

右方用水、酒各半煎好，去渣，乃入鹿胶镕〔溶〕化即服，宜重服至好。古人有连服十二剂者，取其阳以消阴之妙。阳长则无病患矣。

醒消丸（与阳和汤并服为妙）

乳香一两（麦包烧去油）　没药一两（去油）

雄黄精五钱　麸〔麝〕香二分

各共为细末，鲜饭一两捣烂，和药捣匀，作丸如龙眼核，晒干（忌火烤），每服三钱，陈酒温服，醉卧发汗为佳。

山连散（专敷溃烂不堪者妙）

大鲫鱼一尾（鲜的）　山羊屎一杯（为末）

破开鲜鱼，入羊屎在内，塞满鱼度〔肚〕，放新瓦上，慢火烘焦存性，为末，加麸〔麝〕香二钱，共研细极，贮之于瓶，专撫〔掞〕一切溃烂诸疮，神效。

子龙丸（专治拔除一切诸疮恶毒之根）

甘遂一两，用甘草二两五钱煎开水，浸三日，换冷水再泡一时，沥干后用灰面炒熟，乃去其甘草。大戟五钱用冷水泡耙，扯去骨炒干。白芥子三钱炒。

右药三味，各制后为末，炼蜜作丸如豆大。每服三丸，一日三服，姜汤引。此丸专除诸疮之病根，乃久溃收功之妙剂，永不再发之圣药。

补溃丸（专补溃损之剂，即名大枣丸）

山羊屎量取晒干，炒焦存性为末。大峡枣与羊矢〔屎〕平均，去皮核，和羊矢〔屎〕捣极烂作丸，如梧子大。每服三钱，黑姜汤引，日二服。先服洞天丹，次服此丸为妙。

瘰疬妙方

凡遇气瘰九子痒〔疡〕溃者，先服洞天救苦丹一剂，以消流去毒水，次服阳和汤合〔和〕醒消丸，每日早晚各服一帖，外贴阳和膏，再服补溃大枣丸。洗瘰疬用荆芥汤，后敷山连散，尾服子龙丸，收功不发。

阳和膏

制法如左：鲜牛菊全株十二两　鲜白凤仙花一两
香油三斤

　　将二味草熬至枯色，去渣后一日，乃加入后诸药同熬成膏。

　　川芎一两，当归、黄附、桂支〔枝〕、大黄、二乌、山甲、姜虫〔僵蚕〕、赤芍、白芷、白芨、白蔹俱各五钱，川续断、五灵脂、防风、荆芥、木香、陈皮各四钱，香菌〔橼〕果一枚，右将诸药熬至枯色，滤去其渣，称其油重，每斤药油，加飞过广丹六两五钱，余重照算。计算好后，将广丹徐徐入油，再熬并搅，用文武火慢熬至滴水成珠，珠捻①不沾〔粘〕手为度，急移药锅在冷地上，再入制去油的没药、乳香各五钱，躲〔麝〕香二钱，苏合〔藿〕、香油一两，慎〔趁〕热搅之极匀，贮用。

　　此膏号阳和者，以其能养阴固阳也，专贴一切阴疮、久溃不愈之症。又治阴疽冻疮、瘰疬杨梅等症，尚能截疟，贴背心即止。

玉红膏（润皮生肌）

当归五钱　　白芷五钱　　细辛一钱　　连翘二钱

没药二钱　　苏木三钱　　甘草二钱　　紫草二钱

血结〔竭〕一钱（后加）　　轻粉一钱（研细后入）

白蜡五钱（后加）

---

　　① 捻：浓也。扣文有"调念""熬捻"等，皆指使药液变浓稠。

净麻油四两

制法：先将前八味草药入麻油泡三日后，乃用铜锅微火慢熬至枯色，才将药渣滤去。待油澄清后，再入锅内微火煎涨，乃入血结〔竭〕化尽，始下白蜡，微火化尽，倾在磁缸内，再下轻粉搅匀，放于冷水盆内，安地下一昼夜，使其火毒退去，然后贮之待用。

此膏乃外科之良方，凡治诸疮，先撼〔揽〕丹药，次敷此膏在上，能润肌肤，止痛生肉。溃烂者贴之生肌，极妙。

万灵膏

生猪油二两　　潮老①三钱　　银珠〔朱〕二钱
共捣烂，瓶贮之。

此膏能敷一切肿痛、溃烂者，能化腐生肌，万灵。

蒲阳光明膏（洞明山人法）

千里光（重用）　　金银花（佐之）　　则〔侧〕耳根
夏枯草　　何首乌　　蜈蚣草　　华〔铧〕头草　　益母草
地丁草　　野菊花　　马齿苋　　佛指甲　　石脂甲

---

① 潮老：樟脑也。因四川所用樟脑多产于潮州，故称"潮脑"，四川方言中"脑"读如"老"音，故写成"潮老"，后同。

生白芨　排风藤

右药十五味，每逢端午日采回，熬水滤去渣，澄清去渍。熬至滴水成珠时，入香油二两（广丹亦妙），再熬数沸，乃入黄蜡二两，镕〔熔〕化后收起贮之。或加熊油、雪猪油熬亦妙。用时可加铁箍散敷阴疽。

此膏专敷一切痈疽发背，或奶痈大疮，俱妙。未溃者敷之即散；已溃者，敷之能止痛消肿、化脓干浓、生肌告口，极有神效。

玉珀生肌丹

龙骨（煅）　琥珀　垂乳（去油）　没药（去油）
血结〔竭〕　儿茶　轻粉　铅粉　象皮（煅）
上片　珠〔朱〕砂　躭〔麝〕香（暑不用躭〔麝〕）
右十二味，研极细备用，妙能化腐生肌告口。

八宝红升丹（此丹可与典仿交合，能治不堪诸丹者妙）

珍珠　玛瑙　珊瑚　琥珀　翠玉
各等分为末，加水银（与五宝等分合重）、火硝（减半）、明矾（与硝同分）
制法：先将五宝捣碎，乃合水银、硝、凡〔矾〕入锅内，磁〔瓷〕碗叩〔扣〕之，用黄笺纸卷压其碗口，盖上河沙，单留碗底在外，碗底上放白米七粒，用文武火烧至米色大黄为度。

【批】大凡修合丹砂，须备清洁密室，方可安炉立鼎，烧炼丹药，浊则丹坏，惊则丹飞，不可不慎之为妙，先烧武火一炷香久，次炼文火一炷香尽，再然文武火，候其米色黄为度，丹成则香气出，移炉待冷，方才收起，入窖土中七日，以灭火毒，而退阴符，然后研细，为之八宝红丹。单升水银、火硝、白凡〔矾〕，为之三仙丹。八宝丹内加躬〔麝〕香、冰片、银珠〔朱〕、轻粉、佛金，为十三太保丹。加元粉、烟〔胭〕脂为状元红丹。

此丹乃外科溃烂、一切痈疽之圣药，为救苦救难之仙方，故曰八宝。①

洞明曰：凡疮溃肿者，不可骤用生肌丹。肿痛未尽，不速求告口，必须先消肿毒，方为良医矣。

九宝兑丹（生肌告口减易法）

躬〔麝〕香三钱　银珠〔朱〕一钱　冰片五钱

---

① 中国的炼丹术，尤其是道教的炼丹术，一贯被炼丹家视为不传之秘，而王合阳不仅详细记述了八宝红升丹的炼制方法，还把三仙丹、十三太保丹、状元红丹的配方与制作方法也详细述说出来，并公之于众，足见王合阳道长慈悲为怀，大爱无疆。下文中制茯水法也非常值得读者重视和考详。

轻粉七钱　珠雄一钱　广丹八钱　海螵蛸一钱

枯凡〔矾〕五钱　垂乳香六钱（去油）

以此九味，共研细极贮之。一切溃烂，先撢〔掞〕此丹，后上升丹。

滚龙丹

铅粉三钱（煅红）　冰片三钱　水银三钱

共研细，撢〔掞〕诸□，俱妙。

珍珠丹

银珠〔朱〕　枯凡〔矾〕　广丹　赤石脂（煅）

老石灰（古庙的）

右五味各量用，研极细。此丹专治黄水疮，神妙，又能化腐生肌。

小金丹（此丹能活死血，生新肌，疗□服食之仙丹）

白松香（生松香）、五灵脂、前马〔马钱〕子（制）、生草乌、地龙各一两，乳、没各七钱五（皆去油），归身七钱（炕焠〔碎〕），躲〔麝〕香三钱，陈墨二钱（少煅），糯米二两，研成粉。

制茯水法：水泡半月，乃熬数沸，就浸于热汤内，又数日，乃刮去皮，用香油煎百沸取起。先用土红末炒热，入茯水子在内，吸去香油，待土末浸透又换，如此三换。再用细土末复炒，和土末一并入盒中，过一夜后，乃去土用茯水子。

右药制好后，齐入皿中，捣之千杵，作丸如芡实，约作二百五十丸，晒干贮之封固。每用一丸，以布包之捶碎入杯中，以好酒浸湿，用小杯叩〔扣〕起，约一小时，再以银器加研后，乃用温热陈酒冲服。然须多饮酒待醉，被盖之取汗为妙。

此丸专治一切流柱和瘰疬，初起者服之即消。如久溃者，则用十丸，分作五日，早晚服之。虽有流痰之毒，亦能止之不流，妙有回生造化之功，故名曰金丹。

推车散（取鱼骨妙方）

蜣蜋〔螂〕一枚（炕干）　干姜五钱（为末）

以此二味，共研极细，纳入久溃顽疮孔内，有鱼骨者，次日即出，无则不出。

内加地牯牛七个、土狗一个、脚蛇①一条，炕干研匀尤妙。

133

---

① 脚蛇：即四脚蛇，川人谓壁虎也。

一方：取水蛭一条，入蜜中则化为水，以此水搽患处，有鱼骨则自出。再搽之，溃烂亦愈也。

消毒酒

八角莲（头）　和尚花（头）　生半夏（头）

生南星（头）　生川乌　生草乌

金线重楼（俱用头）

泡好酒一斤，能搽一切痈疽恶毒，初起者搽之极妙。

黄㑂〔碘〕酒（五典〔碘〕酒）

㑂〔碘〕片三钱　灰典三钱　黄连一钱（为末）

〈石〉枝〔栀〕子一钱（为末）　姜黄一钱（为末）

泡好净酒一斤（酒精尤妙），右五典〔碘〕酒泡之贮密，勿使气泄，专搽刀伤跌折、一切凝闪，俱妙。

消炎粉

此粉调凡士林，能敷一切红肿黑色疮毒，神效。

黄灵丹

雄黄　火硝　白凡〔矾〕

各等分，为细末贮之。

此丹调青〔清〕油，能搽一切搔〔瘙〕痒恶毒肿痛之疮，并搽坐板疮疥。尚敷蛇头指，加大蒜捣包即愈。内服能治肚痛发痧及一切蜡气。

白灵丹

含〔寒〕水石　生石羔〔膏〕　明芒硝（临时乃加）
共研细末，贮之待用。

此丹专搽口疮火蠚，及口唇黑烂，并治热毒和飞蛇丹疮，又可也^①冲开水洗一切暑毒热症。

提浓化腐丹

枯凡〔矾〕一钱　广丹五分
俱研细，专化脓头腐肉。

135

化腐生肌丹

乌贼骨一钱　躾〔麝〕香一钱
共研细，能化腐生肉。久不告口者，加血结〔竭〕五分即妙。

---

① "也"应为衍字。

湿痒黄水疮方

赤石脂、煅龙骨各一钱　煅牡力〔蛎〕五钱

煅蛤粉五钱　生白凡〔矾〕五钱

右五味共为末，撗〔掞〕之立效。

虫蚀痛痒方

潮老一钱　枯凡〔矾〕一钱　铜绿一钱　石灰五钱

流黄〔硫磺〕五钱　松香五钱　轻粉五钱

右丹共研末，清油搽之，专杀虫恶痒之患。

蜂窝鼠瘘疮

甲珠一钱　胆凡〔矾〕一钱　流黄〔硫磺〕一钱

铜绿一钱　枯凡〔矾〕一钱　枇〔砒〕霜三钱

银珠〔朱〕五钱

右方共研极细，撗〔掞〕之神效。

洞明曰：夫疮疡之症，其别有五，治法亦殊，其义难尽其言，概而言之曰疮。然疮之名，知其然者众，知其所以然者希〔稀〕。盖疮则生于肌肉之间，大小不等，以其气血不和之故。痈则形大而浅，生于皮肉之间，因凝血而成。疽则藏形而不露，其毒深透于骨，病因痰痞而结成，初时不红不肿，扒骨木痛。疔则生于皮，初起而形小急痛，其毒因寒火中经而生。疥则初起即发痒，多因感风湿而所化，治法各以因缘疗其损，则不效者，当以阴阳虚实而治之。勿恃方名而法化，庶不致遗机之嘲讽矣。

癣疥六种

歌曰：

> 癣症情形有六般，风湿虫热是根源。
>
> 干湿风牛松刀癣，春生桃花面上旋。

一曰干癣，初起则白屑搔〔瘙〕痒、索然彫〔凋〕枯为症。

二曰湿癣，起即搔〔瘙〕痒而有沾汁，其湿淫处，如虫行之蛰。

三曰风癣，搔之则皮顽，抓之不痛，经年不治，即顽癣也。

四曰牛皮癣，多生于项上，其厚如牛皮，顽皴而坚实。

五曰松皮癣，其形如苍松之皮，红白斑点相连，时时作痒。

六曰刀癣，形无轮廓，纵横作痒而无一定之形。

必效散（通用搽癣）

木槿皮四两　海桐皮二钱　生大黄二钱

百药尖一两　巴豆二钱（去油）

蟹苗〔斑蝥〕三个　雄黄四钱　轻粉四钱

铜绿三钱　芜荑三钱

共为末，调阴阳水薄敷一层。

便易方（搽癣）

大黄五钱　巴豆三钱（去油）　茯水一钱（煅）

南星二钱　百部根三钱

共为末，调苦酒敷。

洞明疗癣方

铜绿三钱　胆凡〔矾〕一钱　芜荑二钱

流黄〔硫磺〕一钱　巴豆一钱　蚊蛤一钱

红娘五钱　班苗〔斑蝥〕五钱　蜈蚣一条

茯水二钱　陀生〔僧〕二钱　甘松三钱　信石一钱

右十三味，共为细末。

右方用青〔清〕油调念，薄敷一层。初次多痛起泡，刀之放出湿水，二次则微痛，重者搽三次即愈，忌食腥厌之物，一年后则不再发。

臁疮总司

歌曰：

　　臁疮须分内外臁，外臁易治内难痊。

　　外属三阳湿热结，内属三阴虚热缠。

　　法宜搜风除湿热，外贴三香挟纸钱。

臁疮内服方

红枣　老杉炭

共捣烂作丸。轻者服此方即妙。臁重者，宜服鸡鸣散（方见古方），加苡仁一两、细木通一两，同煎服。

三香挟纸钱

轻粉一钱　乳香二钱　松香三钱

共为细末，用香油调稠，以挟料皮纸二张，内张用针扦蜜〔密〕孔无数，薄铺稠药在上，合上外纸一张，先用葱白汤洗净臁疮，乃将有孔之挟药纸对着臁疮贴上，用布包其外，三日一换。然后再用次方挟纸膏。

挟纸膏

广丹（炒）　轻粉　儿茶　雄黄　没药　银珠〔朱〕

血结〔竭〕　　枯凡〔矾〕　　蚊〔文〕蛤（炒）

右药九味，量疮兑药为末，调以香油，照前法用挟纸，周围加浆面粘住，贴疮上包之，仍照三日一换，用葱白汤洗过才贴，三次即愈。

臁疮海上方

大风子三钱　　大力子二钱　　铜绿三钱　　白芷三钱
花椒一钱

共为末，用生磨〔魔〕芋挖孔，入药在内，用桐油和黑豆粉调膏封固，烤于红火炭上，将熟冷之又烤，如此三烤三冷，然后为末，以鸡毛蘸搭之即愈。

海上奇方

轻粉一两，用黄笺纸卷之，烧灰研细，调香油搭臁疮，神妙。

奇妙方

蜈蚣数条，煎桐油研末蘸搭即愈。然须先用大黄一两煎水洗过，然后搭以蜈蚣煎，外贴叶烟，后包以布，一日一换。

洞明治臁丹

轻粉一钱　　广丹一钱　　贼骨二钱　　龙骨一钱（煅）
铜六〔绿〕三钱　　胆凡〔矾〕五钱　　赤石一钱
上片三钱　　月石一钱　　蚊〔文〕蛤一钱（煅）
血蝎五钱　　雄〈黄〉、流黄〔硫磺〕各五钱

右方共为末，加消炎片一丸，研极细，先以姜黄、支〔栀〕子熬水洗之，然后撒〔掺〕上此丹，盖以油纸包好，一日一换，神效。

解毒紫金丹（专治臁疮、杨梅疮）

明松香四两（生）　　皂凡〔矾〕四两（煅红）

共研末，香油调稠，先用葱白、陈艾、甘草熬洗患处，然后才贴此膏，盖上油纸，包上软帛，三日一换，乃臁、梅二疮之妙方。

缠腰丹（即飞蛇丹、蜘蛛丹同治）

蜈蚣虫　地虱子　壁口袋　姜虫〔僵蚕〕（炒）
石羔〔膏〕　含〔寒〕水石　浮石　明雄　枯凡〔矾〕
青黛　飏〔扬〕尘（窗上的）　　酒米
各味共为细末，调香油搽即愈。

蜘蛛散（单搽蜘蛛疮）

轻粉　蛤粉　雄黄　冰片　甘草粉

共为末，调水搽即愈。

疳疮妙方

铜绿　胆凡〔矾〕　流黄〔硫磺〕　花椒　细辛

白芷　雄黄　白凡〔矾〕　红枇〔砒〕　大风子

木别〔鳖〕子　蛇床子

共为末，捣生猪油，白布包之，烤化搽即愈。

秋^①疳疮方（秋过七日即愈，浑身疳疮脓泡者用此法）

蛇床子、地夫子、陈艾叶各一两，防风、白芷、苍术各四两，大风子三钱，红枇〔砒〕一钱，雄黄、花椒、潮老各二钱，土木别〔鳖〕二钱，菖蒲头三钱。共为末，放火提内赤体秋之，然须用衣包其下阴，用被盖之，留头鼻在外，紧闭其盖，勿使出烟，秋出汗为妙。一七过，横身脱去疮壳而愈，真乃妙方。

---

① 秋：底本作"烁"，"烁"为"秋"的异体字。下文"秋之"即把裹着药末的纸捻点燃后熏烤患病部位。

秋疳疮减易法（此方专治穷人生烂疳疮法）

红柑〔甘〕蔗皮四两（炕干）

白〔柏〕树果一把（炕干）　虫〔蝉〕蜕十五个

共为末，作纸卷之，用阴阳瓦合起，然〈后〉卷于瓦内。先将衣裤脱去，包好下阴，坐于凳上，用被盖围紧，勒住颈项，留头在外，秋之即愈。秋后服草药一剂，永不再发。

断根草药方

则〔侧〕耳根　地丁草　大蒜头

煨猪肉服，永不生疳疮。

养血汤（疳疮生烂者，内服即愈）

当归一两　生地一两　银花一两　连翘三钱

苍术三钱　土苓五钱　花椒二钱

此方煨猪肉服，专治疳疮浓〔脓〕泡横身生烂者，服此不搽，神妙。

海上奇方（专治疳疮浓〔脓〕泡）

明净流黄〔硫磺〕三钱，研细冲酒服即愈。

奇妙方（专治痔疮脓泡）

荜拨二钱，为末冲酒服。乃用气法，陀生〔僧〕二两，为末煎水，贮新瓦罐，气其肛门，外以被盖其体，气二三次，后服断根药。绿豆一合，海带一两，入猪尿包①炖熟服。

坐板疮

铜绿一钱　胆凡〔矾〕五钱　雄黄一钱

白凡〔矾〕一钱　陀生〔僧〕五钱

石羔〔膏〕一钱五　人言五钱

右方为末，捣生猪油搽即愈。

鹤膝风方（两膝肿痛如摇）

川夕〔膝〕四两（□蒸熟）　木瓜二两　苡仁八钱

防杞〔己〕一两　杜仲五钱　前仁三钱　红花一钱

煎水服，重服即愈。加独活、白头翁尤妙。

杨梅疮（玉梅膏）

千里光熬膏加螺蛳水、冰片末调匀，搽之即愈。此方又治肾囊肿痛，及下身诸肿，俱妙。

---

① 猪尿包：猪膀胱。

马黄〔蚂蟥〕畔

此症初起生于跨塝〔胯膀〕间，立起一埂，急用佌〔碘〕酒搽其两头之红筋上。内服丑牛末三钱，冲大曲酒引。外用古月三颗捣黄糖敷其上，如痛时则以冷水浇之。又以手中指向患者之脚跟上、大指向脚跟卡之，中指在脚肚下跪钻之。

奇妙方（专敷蚂蟥畔）

白〔百〕节虫一条，捣烂敷畔上即消。若蚂蟥畔已溃者，用红升丹加珍珠散上之，浓〔脓〕流即愈。

瘰疬仙方（即九子烂痒〔疡〕，多因恶风生）

金银花二两　　地丁草二两　　夏枯草一两
杭菊花一两　　细甘草一两

熬水当茶吃，渣敷痒〔疡〕上。又以久年老咸菜嚼敷尤妙。

敷痒〔疡〕子方

翻天印、鹅脚板（红的）各采些嚼敷，待痒时去之即消。

海上奇方（专治痒〔疡〕子，内服外敷）

金星草一把，炖甜酒服。即在韦起有茎者，外敷马桑根皮，捣烂包四五次即愈。

遍身痒〔疡〕子

苹〔蓖〕麻子七个（去壳）　雄黄三钱

共入鸡蛋孔内，饭上蒸熟，米汤服四五次愈，忌食茶。

气瘰痒〔疡〕（气性人多生）

牡力〔蛎〕五钱　当归三钱　独活一钱

桔更〔梗〕二钱　只〔枳〕实四钱　川芎三钱

廆眼精〔睛〕一根

炖甜酒，常服。

犟性气瘰痒〔疡〕

何首乌　苦荞头　夏枯草

炖甜酒，久服乃愈。

又方：地丁草　金银花　鹿葱头（俗名老娃蒜）蛇含草　虎耳草

炖酒，多服。

九子痒〔疡〕

藤五甲三钱　石泽南〔兰〕四钱　何首乌五钱
鹿葱头三个　白京〔荆〕条根一把
炖酒甜〔甜酒〕服。

海上奇方

绿葱头切片，煎鸡冠油，连服半月即愈。外用夏枯
草、鱼鳅串熬水洗。

九子痒〔疡〕仙方

连翘三钱　支〔栀〕子三钱　银花五钱　红花三钱
夏枯草引
连服三剂。

外用：水仙花头切片，撖〔掺〕躲〔麝〕香少许，帖
〔贴〕痒〔疡〕子上，以艾草灸之后取下，加磨〔魔〕芋
子、生半下〔夏〕，连水仙花片，一并捣烂，敷痒〔疡〕
子上，一二次即愈。

痒〔疡〕子酒饮方

地丁草　夏枯草　大力子　金银花　天茄子

昆布　海藻

各等分，泡酒一罐，常服即愈。

化脓生肌丹（专治痒〔疡〕子久溃方）

红娘七个　　班苗〔斑蝥〕七个　　蜈蚣一条

蝎子一对　　火硝一两　　水银一两　　白凡〔矾〕一两

银珠〔朱〕二钱　　躭〔麝〕香三钱　　冰片一钱

共研极细，调香油搽之，内服汤茶。

痒〔疡〕溃内服方（柴梗归芎汤、防风通圣散亦妙）

柴胡四钱　　川芎五钱　　桔更〔梗〕三钱　　当归三钱

白芍三钱　　连翘三钱　　茯苓三钱　　香附四钱

黄芩三钱　　半夏二钱　　白芷二钱　　甘草三钱

合〔藿〕香、夏枯草引

滚龙丹（专治溃痒〔疡〕）

铅粉三钱（煅红）　　水银三钱　　冰片三钱

共研极细撕〔掞〕之。

枇〔砒〕雄丹（撒〔掞〕痒〔疡〕仙方）

白枇〔砒〕一钱　　雄黄一钱　　扫〔铅〕粉一钱
巴豆七可〔颗〕（净去油）　　陀生〔僧〕一钱
枯凡〔矾〕一钱　　月石一钱　　乳香一钱（去油）
没药一钱（去油）
共研极细撒〔掞〕之。

散痒〔疡〕汤

当归三钱　　生地三钱　　连翘二钱　　贝母二钱
土苓二钱　　银花三钱　　海早〔藻〕三钱
桔更〔梗〕三钱　　昆布二钱　　海带三钱　　慈姑一杯
绿葱头三个　　夏枯草七根　　地丁草一把
熬好露三宿，煨热服。

海上方（专治痒〔疡〕子）

149

一支箭十二枝，炖猪肉服，三服即愈。外用独脚蒿
嚼敷，神妙。

治痒〔疡〕独效方

土百部根，一痒〔疡〕用一果（九子痒〔疡〕用九
果）煨猪肚子服，神效。

马刀痒〔疬〕（形如刀片，内服外撫〔搽〕）

躲〔麝〕香一钱　　银珠〔朱〕一钱

白枇〔砒〕一钱　　洋片二钱

共研细撫〔搽〕。

内服：玄胡三钱，柴胡二钱，归尾、贝母、川芎各一钱，芥花、苿〔苏〕木各二钱，红花、香附各一钱，海早〔藻〕三钱，乳香、没药各七钱，顶甲珠一钱（研末），绿葱头七个（捣），干夏枯草二钱，炖老甜酒服，妙。

九龙丹（专疗九子烂痒〔疬〕，兼治恶疗诸疮）

水银五钱　　火硝六钱　　明凡〔矾〕五钱

蜈蚣二条　　班苗〔斑蝥〕一个

地老鼠（即山耗子，晒干）三钱

右六味，共为细末，磁〔瓷〕罐贮之。以石羔〔膏〕、石灰泥封固，用文武火炼三炷香久，取出退火。用时加躲〔麝〕香一钱、洋片二钱、冰片三钱，共研极细，撫〔搽〕之即愈。

八仙丹（专治诸疮溃脓，兼治痒〔疬〕子）

乳香　没药　洋片　躲〔麝〕香　枯凡〔矾〕

龙骨（煅）　赤石　月石

各等分。右八味共研极细贮之，撫〔搽〕溃神妙。

徐茂昌国术秘方

跌打应用方

广香二两　广七五钱　桂支〔枝〕二两　杜仲二两
二乌各五钱（炙）　血通二两　藤香三两
破纸二两　续断二两　川芎二两　赤芍二两
狗脊二两　乳、没各二两　二活各二两
茯水二两（去毛，童便炒七次）　红花二两
伸、舒筋〈草〉各一两　翻天印一两
〈威〉灵仙根三钱　红牛夕〔膝〕三钱　巨巨藤
过山龙　大血藤　一支箭　小坝王　茨〔刺〕五甲
玉兰香

此方泡净酒十斤，一切损伤，内服外擦，临时应用，
神效。

专敷损伤肿痛方

归尾、红花、白芨、枝〔栀〕子、川芎、独活、黄

柏、三奈、合欢皮俱各一两　官桂二两　升麻二两

共为末，调芳〔醪〕糟敷伤处。

敷跌打损伤药方

白芨一两　白蔹一两　无名异一两　羌活二两

官桂二两　姜黄一两　刘寄奴一两　紫荆皮一两

合欢皮一两

共为末，调酒米粉敷患处。

茂昌接骨丹

古铜钱七个（煅醋淬九次）　碎补二钱

血结〔竭〕二钱　〈自〉然铜二钱（醋制七次）

乳、没各三钱（去油）　土别〔鳖〕三钱（米炒干）

右药共为细末，每服一钱冲酒，加瓜蒌仁七个，嚼

同服即效。

茂昌接骨又丹

碎蛇一条　石燕四钱　海蚂〔马〕一钱　血蝎一钱

乳香二钱　没药三钱

共为细末。右丹每服三钱，冲酒下。

盈闪跌伤灵应散

全归五钱　茉〔苏〕木二钱　天麻二钱

〈自〉然铜一钱　土别〔鳖〕二钱　上桂二钱

破纸一钱五　桂尖二钱　杭戟二钱五　木香二钱五

儿茶二钱　杜仲二钱　乳香二钱五　小茴〈香〉三钱

柴胡二钱　血结〔竭〕二钱　甘松二钱　莪术二钱

桃仁二钱五　牛夕〔膝〕二钱　茜草根五钱

白京〔荆〕条根五钱　舒筋草五钱　透骨消五钱

右药廿四味，共为末贮之。每逢盈闪伤损，以一钱调酒一杯，内服外擦，其痛立止，再服即愈。

七十二穴全体受伤方

全归　羌活　白芷　天麻　柴胡　槁〔藁〕本

生地　川芎　台乌　贡术　防风　荆芥　青皮

胆草　山七　土别〔鳖〕　细辛　红花　苡仁

上桂　陈皮　前仁　寸冬　茜草　桂支〔枝〕

木瓜　川乌　首乌　乳香　没药　风藤

大茴〈香〉　秦艽　牛夕〔膝〕　熟地　菖蒲

碎补　桔更〔梗〕　连翘　丹皮　杜仲　广香

升麻　卜〔薄〕荷　〈自〉然铜　月石　琥珀

各等分，熬冲酒服。

接续筋骨秘方（专治损伤久年不愈者）

五龙树一株（全株为末），白茨〔刺〕黎〔梨〕根（不拘多少，有碎蛇之功），川、草乌，叶上珠、叶下珠，海马，碎蛇各三钱，七代古钱各一个（碾为末）

右药九味，共为细末，量其等分，照加黄蜡作丸，如龙眼大，磁〔瓷〕瓶贮好，美酒温服。轻者一丸即效，重者二丸即愈。

接手骨方

台乌　生地　当归　续断　〈自〉然铜　土别〔鳖〕
羌活　槟郎〔榔〕　防风　甘草　还魂草　刘寄奴
赤石脂　无名异　古铜钱　骨碎补　虎骨　猴骨
各等分，共为末，冲酒服。

接脚骨方

〈自〉然铜　土别〔鳖〕　当归　丹皮　台乌　独活
泽兰　碎补　〈五〉加皮　木瓜　石脂　三棱
甘草　地丁　槟郎〔榔〕　虎骨　千年遂　武后铜
各等分。右药为末，冲酒服。

头顶受伤引经

藁本　细辛　豆叩〔蔻〕　赤石　吴于〔萸〕
良姜　苍术　羌活　苍耳　蔓京〔荆〕

两臂受伤引使

天台乌　金毛狗

两腰眼受伤引使

杜仲　破纸　只〔枳〕壳　小茴〈香〉　松节

两乳受伤引使

贡术　台乌　川芎　小茴〈香〉　白芍　羌活
木香

左边受伤引使

柴胡　玄胡　小茴〈香〉

右边受伤引使

只〔枳〕壳　台乌　丹皮　莪术　三棱　白芨
红花　白蔹　茯苓　槟郎〔榔〕

通大便方

郁李仁　通大海　巴豆　桃仁　滑石

通小便方

茱〔猪〕苓　泽夕〔泻〕　　前仁　木通　知母

行腰肾方

杜仲　兔〔菟〕丝　破纸　小茴〈香〉　　川炼〔楝〕

青矾　枵〔橘〕壳　枵〔橘〕核

行脚膝法

苡仁　木瓜　牛夕〔膝〕　〈五〉加皮　漏芦

石斛　碎补　首乌

行手肘法

桂支〔枝〕　〈威〉灵仙　泽兰　姜黄　甲珠

破血法药

归尾　红花　茱〔苏〕木　牛夕〔膝〕　赤芍

桃仁　瞿麦　泽兰　玄胡　大黄　刘寄奴

打伤上部分

稿〔藁〕本、桂尖、羌活、白芷各一两，血通二两，藤香二两，续断二两，碎补二两，川芎、姜黄各二两，柴胡、广香、赤石、红花、茉〔苏〕木、归尾各一两，广七五钱，伸、舒筋草各三钱，厚朴、泽南〔兰〕各二两，莪术、三棱、乳香、没药各一两，桔更〔梗〕、只〔枳〕壳各一两（痛重不用此二味）。

右方共为细末，每以三钱，冲酒服。

此方专治上部打伤，若吐血者，加白芨、藕节各三钱为末，冲酒服。

打伤下部方

归尾、红花、茉〔苏〕木、赤芍、桂支〔枝〕各一两，藤香、台乌、血藤、血通、小茴〈香〉、狗脊各二两，杜仲、牛夕〔膝〕亦各二两（肚不痛不用此），故纸、只〔枳〕实、玄胡各一两，竹根七、羌独活、郁李仁、石泽兰各一两。

右方为末，每用三钱冲酒服。如大便不通，加大黄、桃仁各一两，三棱、莪术各一两，泽南〔兰〕二两为末共服。如小便不通，加前仁、乳末、续断、碎补、灵仙根各一两同服。

跌打损伤灵方

杜仲一两（盐水炒）　川乌五钱（酒炒）

草乌一两（酒炒）　台乌一两　破纸一两

肉桂二钱　细辛五钱　芡实一两

续断五钱（酒浸一夜去心）　茜草一两（酒炒）

血结〔竭〕一两（酒蒸）　地龙五条（酒洗）

牛夕〔膝〕一两（去□）

木别〔鳖〕五钱（童便浸）　猴骨一两（酒浸火煅）

虎骨二两（黄泥包火煅）

〈自〉然铜二两（醋制七次）

白龙骨三两（酒浸煅□□）　当归二两（酒洗）

熟地二两（□蒸）　川芎二两　三棱一两

右方为末，每用五钱冲酒服。

猛虎流绵方（打伤吐血仙方）

生地一钱五　蒲黄一钱（生入汤药服）

百草霜一钱（为末冲服）　侧柏叶二钱

草决明一钱　白龙骨一钱　白芨一钱五

天冬一钱　西〔犀〕角一钱　茅根八钱　当归三

良姜一钱　红叩〔蔻〕一钱　合〔藿〕香一钱

如呕吐则加丁香一钱煎服，灯草（煅灰）引。

当归和血散

当归二钱　熟地二钱　酒芍一钱　川芎二钱

芥花一钱五　青皮一钱五　槐花一钱

此专治打伤吐血方。咳者用水煎服，不咳者用酒煎，冲姜汁服。

打伤吐衄方

当归二钱　熟地一钱五　川芎一钱五　白芍一钱

紫苑〔菀〕二钱　胶珠二钱　寸冬一钱（去心）

苡仁一钱五　前胡二钱

水煎，灶心土引。

伤血过多补失血方

四物汤加黄蓍〔芪〕、黄柏、茜草、竹茹各二钱，紫苑〔菀〕一钱、肉桂一钱，红枣三枚（酒浸），煎服。

八宝黑虎丹

冰片一钱　官粉五钱　铅粉五钱　躬〔麝〕香一钱

煅牡力〔蛎〕五钱　轻粉六钱　草双一钱

水银五钱

制法：先将水银、铅粉入铜锅内煅过研末，再将百草双〔霜〕煅至烟尽研末，然后合诸药研极细贮之。用时以少许放膏药上贴之，不拘诸疮疔毒，俱妙。

铁箍散（专敷阴阳不和之疮）

南星一两　白芷一两　尖贝五钱　支〔栀〕子五钱

半下〔夏〕五钱　花粉六钱　北辛五钱　二乌一两

川芎六钱　甲珠二钱　干姜五钱　连翘五钱

雄黄三钱　白芨一两五　蓖麻子七颗

芙蓉花卅朵　木槿花廿朵　白菊花五钱

共为末，调黄糖、蜂蜜均可。专敷一切痈疽及无名肿毒。

阳症方（加味三黄散）

黄连一两　黄柏一两五　黄芩二两

支〔栀〕子一两　大黄一两　芒硝一两

石羔〔膏〕一两　含〔寒〕水石一两

共为末，调醋敷，治一切阳毒热症。

阴症方（黄附姜桂散）

黄附一两　干姜二两　流黄〔硫磺〕一两　胡椒一两

肉桂八钱　官桂一两　桂枝一两　阳起石一两

共为末，调酒敷，治一切阴毒寒症。

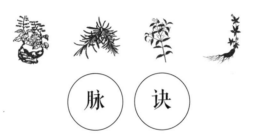

脉 诀

《脉诀》整理说明

  《脉诀》一书，是王含阳老师留给其徒贾喆成的脉学读本。原书采用文言形式，以工整的毛笔小楷写成。因为该书字体别具一格，不似王含阳老师的笔迹，而所用纸张又比较古旧柔软，类似桑麻棉纸，全书没有使用一个现代标点符号，只有前人阅读时用朱砂圈点的句读标记，所以笔者推断《脉诀》一书应是佚名清人所撰。

  这部《脉诀》采用散文与韵文相结合的形式撰写而成。韵文分为七言和四言两种体裁。叙述医理或脉理，使用散文形式，以完整准确地表达作者的思维方式和写作意图。叙述二十八脉的体象与主病时，则用七言韵文，以方便朗读和记忆。因为此类文字，句式整齐，句末押韵，阅读起来朗朗上口，意味无穷，突出了本书作者以脉学为主体的创作意图，也完全合乎本书以"脉诀"为名称的特点。诀者，口诀也。口诀，便于记诵、有韵的语句也。"脉诀"就是关于脉学的有韵的语句。而对于和脉学的内容息息相关，但又和脉学有一定区别的文字，《脉诀》的作者则又以四言韵文来表达。如《诊色歌》《察舌辨证歌》等，都属于这类情况。而对于所有经脉的体象和主病的描写，所使用的文字都是七言。仅在叙述五脏与命门脉的大小与主证时，才使用了一小段四言。

下面笔者就对本书的整理校点注释，做五点说明。

第一，本书在编写体例与内容顺序上有所突破。传统脉学之书，包括脉学祖书《脉经》，大多是首先叙述脉象的形状和体象，然后再说明该脉的特点和主病，而《脉诀》一书却打破旧例，超越传统，且作者认为不同部位的不同脉象所主病变的部位也不尽相同。如寸部脉主上焦头面之疾，关部脉主中焦腹胸之患，而尺部脉主下焦腰足之病。又如五脏见浮脉主风虚之病，五脏见沉脉主痰气之疾，五脏见迟脉主痛冷，五脏见数脉主热疮等等。此外，作者强调脉象有七表（轻按即得）、八里（重按始应）和九道（九种特殊脉象）的区别，临床上必须反复体会，仔细切按，才能做出正确的判断。《脉诀》的作者还指出："四季气候不同，脉象亦异，伤寒温病有别，脉象相悬，阴毒阳毒，诸般杂症，证候有差，脉象迥殊。至于诸药所宜，何病使用何药，或何药治疗何病，均应参考脉象浮沉迟数虚实强弱而定。"脉学的重要性，在这里被说得十分透彻。

第二，由于《脉诀》一书大多数内容都是采用简洁明快的韵文写成的，因此该书所使用的文字和词语比较规范，需要解释和补充说明的则只有使用川西方言和土语之处，如果不是四川人，阅读或理解这些文字会有一些困难。如《诸药性之所宜论》中有这样的记载"发表用萝卜兜""霍乱用柱麻兜"。这两处提到的"兜"字，乃青城山地区方言，"兜"就是"根"，"萝卜兜"就是"萝卜根"，"柱麻兜"就是"苎麻根"。一般川西人都爱把植物的根部说成"兜"，或"兜兜"。笔者认为把方言翻译成比较通俗的普通话用词，也是整理注解本书的一项重要工作。

第三，《脉诀》当中，讲到了根据脉象来判断对一些病证应使用何种药物进行治疗。其中所用药物，除了传统中药之外，还使用了青城山地区所出产的草药，如苎麻根、黑狗尾草、龙芽草、高粱杆、蒺藜根等，当地随处可见，顺手可采，如果使用对症，疗效奇佳，这就提高了本书的实用性，突出了本书的地方色彩。

第四，《脉诀》一书中，有的话说得比较肯定，读者需慎思之。如《又看女人生死脉》中说："绝了肝脉春莫救，夏无心脉必定亡。"这句话说得比较绝对，医者临床上遇到类似情况，一定要四诊合参，慎重对待，反复推敲，仔细观察，千万不要草率武断，轻言生死，

165

以免误人性命。

第五，在《脉诀》的《前朝一十三代名医》一节，有"秦越真人为第五，卢医扁鹊第六人"的提法，笔者认为这种说法值得商榷。因为根据司马迁《史记·扁鹊仓公列传》记载："扁鹊者，勃海郡郑人也，姓秦氏，名越人。……为医或齐，或在赵，在赵者名扁鹊。"据此，可以知道，太史公司马迁认为扁鹊和秦越人是一个人。扁鹊是秦越人在赵国行医时群众赠给的雅号，"卢医"则是他在齐国行医时群众所给的尊称。《脉诀》中把秦越人和扁鹊区分成两个人，排在十三代名医的第五、第六位，其实欠妥。又如在《前朝一十三代名医》中，还写到"汉朝华佗第七代，徐文李景第八仙，九代叔和定脉诀，十代长沙张仲景"，这样的排位，也不太准确。因为华佗和张仲景同样都是东汉末年的名医。而王叔和是晋朝人，并仕晋任太医令，排位显然应在华、张之后。至于徐文和李景，史籍无载，不便详考。综合以上意见，笔者认为，上面的文字可以修改为"汉朝华佗第七代，仲景第八并蒂莲，徐文李景排第九，第十叔和太医贤"。这样修改，是否妥当，可供参考。

以上五点意见，是点校注释《脉诀》时所遇到的一些具体问题，特作以上说明，是否妥当，仅供读者参详，不当之处，切盼指正。

寸关尺部脉候主证①

寸部主上焦头面之疾

浮脉有无主风虚，面目虚浮两相俱。

体重风寒并齿痛，口眼㖞斜细分区。

沉脉有无主气积，胸膈痞满咳嗽议。

气急膈饱并番〔翻〕胃，胸懑不食宜热记。

迟脉有无主痛冷，呕吐痞满须此认。

不入水谷虚汗随，拘急痛疼不可忍。

数脉有无主热疮，上焦烦躁口苦当。

咽干咳热尤烦渴，头痛口疮不须详。

---

① 关于寸关尺部脉候主证，作者认为寸部脉候主上焦头面之疾，
关部脉候主下焦腰足之疾。这种见解已经十分独特，但作者还
更进一步，认为每一脉候都有浮沉迟数四种情况。这四种情况，
又分为"有"与"无"两大类别。什么叫"有"与"无"呢？
唐代王维《汉江临泛》诗云："江流天地外，山色有无中。""有"
指在万里晴空之下，山色十分清楚；"无"指在烟雾迷蒙之中，
山色模糊，若隐若现，看不真切，但不是什么都没有。用"有"
与"无"形容脉象时，"有"指脉象充实真切，"无"指脉象模
糊虚泛。

关部主中焦腹胸之疾

浮脉有无风虚攒，两臂拘挛举运难。

背脊疼痛为验症，身体麻木又的端。

浮脉有无积气该，膨胀虚鸣莫徘徊。

心腹疼痛兼关格，弗思饮食不须猜。

迟脉有无痛冷连，闷癖腹痛是定然。

上下攻刺手不住，翻胃吐食奚疑焉。

数脉有无热疮定，口热作渴呕吐论。

霍乱怔忡尚烦躁，寒热交争是验症。

尺部主下焦腰足之疾

浮脉有无风虚持，寒邪腰疼腿木时。

阴茎肿痛无论矣，二便闭结又如斯。

沉脉有无积气判，脐下紧痛脚酸断。

夜间盗汗属下虚，小便频数无时限。

迟脉有无冷痛兼，小腹急痛外肾偏。

小便频频固其所，大便泄泻拒虚谈。

数脉有无热疮知，二便闭塞两不移。

或作肾痛须细察，烦渴不止复奚疑。

五脏脉候主证

五脏见浮脉主风虚之病①

心脉浮时主心虚，触事易惊神外居。

兼且舌强并不语，语或错乱不相浮。

肝脉浮时主风瘫，筋脉挛搐在其间。

牙痛不须连面肿，肠风下血非等闲。

脾脉浮时脾虚膨，包含不进又焉吞。

上气喘来还紧急，呕逆泄泻不须论。

肺脉浮时咳气急，大便风秘是其疾。

面浮犹然有面疮，吐血唾脓宜仔细。

肾脉浮时患腰疼，牙痛小腹气更增。

两腿生疮连及足，足膝无力路难行。

---

① 五脏见浮脉主风虚之病，五脏见沉脉主痰气之疾。风痰上逆，则心虚、舌强、虚膨、气喘、呕逆、面疮、牙痛、足膝无力，痰气下行则小便淋沥。

五脏见沉脉主痰气之病

心部脉沉便淋漓〔沥〕，咯血尿血两不离。

小便不通无论矣，眠而不寐心惊之。

肝部脉沉怒肝伤，肋痛肺气并相攒。

眼目固然多昏痛，肚腹胀满焉能安。

脾部脉沉定满中，痞气色黄咳莫掩。

手足不仁兼吐泻，滥睡沉沉常莞箪。

肺部脉沉嗽多痰，上气喘急咳血兼。

声音并失难言语，息贲肺痈此中探。

肾部脉沉属风滞，腰疼小便多不利。

阴疼作肿虽无疑，奔豚腹满宜细记。

五脏见迟脉主痛冷之病

心脉迟主小便频，心疼哎水病相呈。

怔忡多悸神恍惚，伏梁脐痛病家情。

肝脉迟时主筋挛，骨痛目昏泪涟涟。

触事易惊心不在，转筋麻木仔细看。

脾脉迟主嗽在中，泄泻腹痛兼有虫。

痰涎行时还多雍，饮食不化停中宫。

肺脉迟主塞嗽喘，大便溏泻为症验。

燥涩之患在皮肤，梦涉大川水漫漫。

肾脉迟时小便频，梦遗不禁更滑精。

膝胫酸软尤疼痛，阴湿盗汗甚分明。

五脏见数脉主热疮之病

心家脉数烦躁当，狂言不禁舌生疮。

小便赤中还带涩，眼目昏花视茫茫。

肝家脉数眼翳膜，眼痛目昏泪多濡。

头风眩晕妇血热，骨蒸中风并非诬。

肺家脉数属咳嗽，唾血喉痹目赤候。

大便闭结语非虚，面生痤痱细斟究。

脾家脉数口臭先，翻胃齿痛牙并宣。

多食不饱食又饥，四肢不举舞蹁跹。

肾家脉数渴难消，小便血淋是主标。

下茎生疮皆由致，阴囊湿痒并相招。

七表八里九道脉歌①

七表脉候歌

浮如指下捻葱带，芤则中虚有两头。

滑似动珠来往候，实向浮中取次求。

弦若弓弦时带数，紧状琴弦促轸雷。

洪举有余来极大，七阳为表定其由。

八里脉候歌

沉若烂绵寻至骨，微于指下细如丝。

缓小于迟来往慢，涩则如刀刮竹皮。

迟重欲寻来隐隐，伏潜骨下似来时。

濡凑指边还怯怯，弱按轻绵重不知。

① 浮、芤、滑、实、弦、紧、洪为七表脉，沉、微、缓、涩、迟、伏、濡、弱为八里脉，长、短、虚、数、结、代、细、动、牢为九道脉。

九道脉候歌

迢迢长脉似指竿，短脉指中不及间。

虚则举对皆不足，并居寸数促无宽。

结脉不时来一止，代来中指不能还。

细脉极微知似线，水中磨石动漫漫。

革如按鼓鞏牢坚，脉分九道更多般。

外有数脉来往速，须明大脉似洪看。

七表八里九道候病歌

浮风芤血滑多痰，实热弦劳紧痛间。

洪热微寒脐下积，沉因气痛缓急顽。

涩则伤精阴血败，又闻迟冷伏格关。

濡多自汗偏宜老，弱脉精虚骨体酸。

长则气理短则病，细为气少代然衰。

促为热极结为积，虚惊动脱血频来。

数则心顽大病进，迟为积漏虚寒牢。

坚里急心腹痛散，似杨花气亦奇哉。

诊四时虚实与伤寒脉①

诊四时虚实歌

春得冬脉只是虚，更宜补肾病自除。

若得夏脉洪心实，还应泻子自无危。

所胜为微不胜贼，在前为实在后虚。

春中若得四季脉，不知多应病疾除。

诊伤寒脉诀

伤寒热病同看脉，满手透关洪拍拍。

出至风门过太阳，一日之中见脱厄。

过关微有漫腾腾，直至伏时重候觅。

大凡当日问途程，迟数洪微定消息。

---

① 春脉宜浮，反得沉脉是虚，治应补肾滋水涵木；春得洪脉是实，法宜泻子去火，以免肝木受损。伤寒脉浮洪为顺，脉伏微为逆。

又伤寒诀生死歌

热病虽得脉浮洪，细小徒费用神功。
汗后自然病当愈，喘热脉乱命应终。

阳毒阴毒脉歌①

阳毒歌

阳毒脉乱四肢烦，面赤生花作点斑。

狂言妄语如神见，下痢频多喉不安。

汗出遍身应大热，鱼口开张命欲飞。

有药不当俱与服，能过七日渐安然。

阴毒歌

阴毒伤寒身体重，背强眼痛不堪任。

小腹痛急口青黑，毒气冲心转不禁。

四肢厥冷惟呕吐，不得咽喉脉细沉。

若能速灸脐轮下，六日看过病自轻。

---

① 阳毒多为血热狂妄发斑，下痢大汗高热；阴毒多为气虚身寒，
肢冷腹痛，脉沉而细，呕吐目痛面青黑。

诸杂病生死脉候歌①

腹胀浮大是出厄，　虚小命殂须努力。

下痢微小却为生，　脉大浮洪无瘥日。

恍惚之病发为狂，　其脉实大保安吉。

寸关尺部沉细时，　如此未闻人救得。

消渴脉数大者活，　虚小病深厄难脱。

水气浮大得延生，　沉细应当是死别。

霍乱之候脉微迟，　气少不语大难医。

三部洪浮必救得，　古今课定更无疑。

鼻衄吐血沉细宜，　忽然浮大即倾危。

病人脉健不用治，　健从病脉似行尸。

心腹痛脉沉细宜，　浮长弦大命必殂。

头痛短涩应须死，　浮滑风痰必易除。

---

① 腹胀、下痢、狂躁、消渴、水气、霍乱、鼻衄、吐血、心腹疼
痛、头痛、中风、腹满、干呕、大小便涩、下利清谷、尿血、
形羸、上气喘急、中恶、金疮、蛊毒等证，有吉凶，脉有顺逆，
临症应仔细参详，方能逢凶化吉。

中风口噤迟浮吉，急实大数三魂孤。

鱼口气粗难得瘥，面赤如妆不久居。

中风发直口吐沫，喷药神乱岂复苏。

咽喉拽锯痰声响，摇头上窜长气嘘。

病人头面青黑暗，汗透毛喘恰似珠。

眼小目瞪不须治，汗出如油不可苏。

内实腹胀痛满结，心下牢强干呕频。

插足烦热脉沉细，大小便涩死多真。

外实内热吐相连，下清注谷转难安。

忽然诊得脉大洪，莫费神功定不瘥。

内外俱虚身寒冷，汗出如珠微呕烦。

忽然插足脉厥逆，体不安宁必死判。

上气浮肿眉息频，浮滑之脉即相成。

忽然细微应难救，神功用尽也无生。

喘而尿血羸〔羸〕瘦形，其疾脉大命必倾。

唾血之脉沉弱吉，忽若实大死来侵。

上气喘急候停宁，手足温暖脉滑生。

反得寒涩脉厥逆，必然归死命须倾。

中恶腹胀紧细生，若得浮大命逡巡。

金疮血盛虚细活，急大实数必伤身。

凡脉尺寸紧数形，文弱直吐转得增。

此患蛊毒须急救，脉洪数软病延生。

中毒洪大脉应生，微细之脉必危倾。

吐血俱出不能止，命应难返没痊平。

大凡要看生死门，太冲脉在即为凭。

若动应神魂魄在，止便十体命不停。

前朝一十三代名医①

一代开源伏羲君，二代人皇是神农。

三代轩辕为黄帝，岐伯先生第四名。

秦越真人为第五，卢医扁鹊第六人。

汉朝华佗第七代，徐文李景第八仙。

九代叔和定脉诀，十代长沙张仲景。

十一玄武是药王，算来名医十二代。

唐朝又出孙真人，悬丝吊脉是正宗。

---

① 十三代名医，按出生时间排序，伏羲最早，排名第一，没有争议，神农第二，黄帝第三，岐伯第四，秦越人第五，都合乎民间传说。唯排名第六的卢医扁鹊和今天公众的看法不同。因为卢医、扁鹊是秦越人在赵国和齐国行医时百姓所赠雅号，其实扁鹊、卢医、秦越人是一个人，排名第五即可，不应再排名第六。华佗、张仲景都是汉末之人，华佗排名第七，张仲景就应排名第八，而徐文、李景应退到第九，叔和排名第十，玄武排第十一，孙真人排最末，所以前朝十三代名医，实际应为十二代，不是十三代。若以人数算，徐文、李景为两人，则有十三人。但"药王"一般指孙思邈孙真人，"玄武"真名为何则不可考。此外张仲景史载为南阳（今河南邓州）人并非长沙人。

值年用药歌①

甲乙甘草原是君，乙庚黄芩正当春。

丙辛黄柏为年令，丁壬栀子定君臣。

壬癸黄连却为主，值年用药要分明。

---

① 用药值年，岁逢甲乙甘温之甘草为君，乙庚年苦寒之黄芩为主，
丙辛年苦寒之黄柏执令，丁壬年却是苦寒之山栀轮值，壬癸年
苦寒之黄连称雄。这种认识，民间广传，是否如此，临床用药
参照阴阳五行之说，不妨一试。

五脏六腑脉诀

左心小肠肝胆肾，右肺大肠脾胃命。

女人反比皆看之，① 尺脉第三同断病。

心与小肠居左寸，肝胆同归左关定。

肾居尺部变如之，用意调和审安清。

肺与大肠居右寸，脾与胃脉关里认。

命脉还与肾脉同，用心仔细须寻真。

三焦无状空有名，寄在胸中膈相应。

若诊他脉覆手取，要看自时仰手认。

三部须教指下明，九候了然心里应。

大肠共肺为传送，心与小肠为受盛。

脾胃相通五谷消，膀胱合肾为津庆。

肝胆同归津液腑，能通眼目为清静。

智者能调五脏和，便能察认诸家病。

掌后高骨号为关，骨下关脉形宛然。

---

① 脉分左右，在男子，左手脉主心、胆、肝、肾，右手脉主肺、大肠、脾、胃与命门。女子反之。

以此推排名尺泽，三部还须仔细看。

关前为阳外寸口，关后为阴直下取。

阳弦头痛定无疑，阴弦腹痛何方走。

阳数即吐兼头痛，阴微即泻脐中吼。

阳实应知面赤风，阴微盗汗劳兼有。

阳实大滑应舌强，阴数脾热并口臭。

阳微浮弱定心寒，阴滑食注脾家咎。

关前关后辨阴阳，察看病根应不朽。

诊六脉歌①

心脉洪大心家热，头脑昏沉血气结。

手心脚板是火烧，口燥心烦渴不歇。

心中有火小便赤，鼻中流血乱狂说。

心脉细小主心虚，心中惊怕汗随流。

头脑昏沉思贪睡，梦魂常在水边游。

身体无力手软弱，寒冷恍惚精神休。

肝脉洪大不调血，背痛头玄〔眩〕痛左肋。

手酸脚软面赤红，行路昏沉常怕跌。

女人肝火有妊娠，小者无服腹里结。

肝脉细小四肢酸，胆冷肝枯血气寒。

头脑昏沉双脚肿，背间常有汗不干。

眼见黑色主衰虚，四肢疼痛不可言。

肾脉洪大主腰疼，背强头痛小肠膨。

膀胱主热小便赤，咽干口苦舌无涎。

---

① 六脉在此指心、肝、肾、肺、脾五脏与命门各脉。六脉变化分
为两大类型，洪大是实，细小为虚。

女人肾命皆有孕，两脉双全悉知安。

肾脉微小主伤精，耳内能嘈风雨声。

头玄〔眩〕脑痛双脚酸，夜间常有汗来侵。

女人前后经不对，下部虚损加气疼。

肺脉洪大心头紧，咳嗽风痰常常盛。

腰疼背痛脚多酸，口渴气急时时难。

肺经有风更加火，微细气痛痫难安。

肺脉细小更加虚，闷闷忧忧口又干。

手冷腹内多虚弱，咳嗽时时背上寒。

肺小白痰生玉雄，胃气不和冷气冲。

脾脉洪大腹内胀，饮食不思为忧因。

头弦〔眩〕脑痛呕无休，食后伤风精神损。

口中无味饮食少，腹内膀胱体虚寒。

脾脉细小两眉愁，闷闷忧忧口唇焦。

插足酸软加气急，无情无意过良霄。

见之脾脉乃是迟，脾小胃气沙沉沉。

命脉洪大三焦热，口渴三焦血气结。

四肢倦怠少精神，食后伤风精气别。

女人肾命皆有孕，两脉双全悉知安。

命脉细小号平和，肺脉应侵呕逆多。

手足寒凉脾胃冷，口啖无味不调和。

命心脉小却无孕，气逢微者血衰弱。

四季脉诀歌①

春无肝脉在春分，心脉无时在夏中。

肺脉若绝秋来死，如无肾脉应三冬。

冬无冬脉大无春，立春春分命必倾。

春无春脉又无夏，立夏夏至大油化。

夏无夏脉又无秋，立秋秋分命必休。

秋无秋脉又无冬，立冬春分命必薨。

又看四季脉诀歌

春看肝脉夏看心，秋看肺脉值千金。

冬将肾脉为根本，脾旺四季命脉论。

---

① 四季脉象各有所主，春如弦，夏如钩，秋如毛，冬如石，以应
　春生、夏长、秋收、冬藏。脉象应时为顺为吉，失时为逆为凶。

又看六部浮沉脉诀①

心脉浮大心经热，口燥心闷要水啜。

脏腑受热必伤寒，头眩昏晕鼻干塞。

心脉微沉气虚弱，遍身无力酸软脚。

腹痛气疼脏腑冷，眼目晕花小便多。

肝脉浮洪肝经热，心中燥烦渴不歇。

呕吐伤风脾胃弱，冷热应遭鬼祸侵。

肝脉微沉冷气疼，头脑背痛连腰环。

胃气在以五脏痛，手足腿胯脚软酸。

---

① 六部脉浮，证在表在上，六部脉沉，证在里在下。

又看六脉小脉诀[①]

心脉洪大身体热，头痛温气恶相宜。

心小心中即冷气，一身恍惚似雷声。

肝脉洪大眼目昏，手足麻痹下身疼。

肝小梦多作颠倒，饱急气满吐痰涎。

肾脉洪大大便闭，气疼腹痛不安利。

肾小精虚出冷汗，口渴脚软耳不明。

肺脉洪大定咳嗽，痰多风蛊在心中。

肺小化痰作胃勇，冷热不和体未松。

脾脉洪大不思食，加上口臭不可闻。

脾小胃虚成沙淋，便回酸水不安宁。

命脉洪大有胎来，命小成胎定有灾。

沉细经水不相对，作后便知并无胎。

怀胎难知几个月，看其命脉定论真。

男人不调精不爽，女人差后便为崩。

---

① 六部脉大主热主实，六部脉小主寒主虚。

又看伤风伤水脉诀①

伤风脉浮数在轻，伤水脉看微沉沉。

但若拈脉定看气，切莫慌忙乱自心。

不问男子并女手，存心分明几至应。

一息四至是平和，更加一至亦无疴。

三迟四败冷危困，六数七极热生多。

八脱九死十归墓，十一十二绝魂瘥。

一息一至着床害，两息一至死非轻。

迟冷数热古今传，难经越度分明载。

热积生风冷生气，用心指下叮咛记。

人无肝脉在春□，又无心脉在夏中。

肺绝但看秋来死，若无肾脉在三冬。

四季若逢丑未月，戊巳壬戌还是厄。

---

① 伤风脉浮病势轻，伤水脉沉病势重。脉一息四至是平和之象，
不足四至为寒，六七至以上为热。四季脉安，失时为灾。

女子先将右手认，命脉为主辨赤渴。

男左脉大右脉小，火克金来病即安。

三六九日病可轻，不消世人无忧患。

二五八日尊可安，不用慌忙病可痊。

又看女人生死脉诀[①]

绝了肝脉春莫救，夏无心脉定必亡。

秋无肺脉秋来死，冬无肾脉定必扛。

脾脉不来妨四季，命绝妇人不久长。

春得肺脉则春病，夏得肾脉一般同。

秋得心脉不吉兆，冬得脾脉定然终。

肝绝何曾救得命，肾绝卢医总是空。

---

① 女人生死脉象，春应肝脉，夏应心脉，秋应肺脉，冬应肾脉，四季均应脾脉，应时为和为顺，违时为逆为凶。

又看六甲脉诀①

有孕之脉三部大，　停经之脉微沉沉。

若有乍前并乍后，　脸黄腰疼不能行。

腹内饱满作身软，　眼浮脚肿一身疼。

遇得名医忙解表，　颜容伏旧自安宁。

若问受胎三四月，　脾肝土上必聪聪。

五六正当心脉旺，　七八肺脉旺兴隆。

九月十月脱胎产，　先催后产快如风。

六甲虽从眼下分，　青色紫色是男身。

若然白多生女子，　黑色胎中子不存。

---

① 此为妊娠脉特点，至于眼下青紫为男、眼下白色为女、眼下黑色主胎中子不在之说法，仅供参考。

诊小儿脉诀^①

小儿五岁一指诊，十岁方将二指撑。

十四五岁三指定，更量长短详指情。

左手人迎候内外，三喉风寒暑湿大。

内则气食痰积害，其余亦依前法大。

① 按小儿脉象，五岁以下察指纹，五岁始可用左右手一指浮中沉
轻取，十岁用左右手食指和中指按诊，待十四岁成为青少年，
医者按诊才能完成寸关尺、浮中沉三部九候。

侧脉法诀切[1]

瘦人脉大多火盛，肥人脉大痰多真。

高人脉长稀下指，矮人脉短密指论。

男左脉大火克金，三六九日得安宁。

女右脉大金克火，二五八日病自轻。

---

[1] 临床上切按的不同脉象各有侧重。如瘦人脉大多火，而胖人脉大多痰，男左脉大属火克金，逢三、六、九日比较安宁；女右脉大为金克火，逢二、五、八日病情就会减轻。

暴病脉诀

两动一止或三四，三动一止六七死。
四动一止即八朝，此脉飞推详是死。

四季生死脉诀①

肝忌庚辛肺丙丁，心忌壬癸要相侵。

脾忧甲乙肾戊己，相克分明在五行。

---

① 脉搏过慢过快，中间有停顿，肺脉遇到丙丁日，都属危象。尤其是肝脉遇到庚辛日，心脉遇到壬癸日，脾脉遇到甲、乙日，肾脉遇到戊、己日，更可能因时辰相克而生凶祸。

四季八节脉诀①

肝脉属木管春季，立夏交分八九工。

心脉属火管夏季，立秋交分八九工。

肺脉属金管秋季，立冬交分八九工。

肾脉属水管冬季，立春交分八九工。

脾脉属土管四季，四季分管二八工。

一月两节分气候，二十四气一年终。

脾脉节节管三日，仔细叮咛安精神。

心脉洪大：发热口干，头痛气迷。

心脉微小：心虚气弱，四肢无力。

肝脉洪大：口苦舌干，眼目昏花。

肝脉微小：四肢软弱，夜梦不祥。

肾脉洪大：膀胱受热，小便赤涩。

①《四季八节脉诀》以肝脉、心脉、肺脉、肾脉分属春、夏、秋、冬，而以脾脉统领四季。四季脉大为实为热，四季脉小属虚属寒。独脾脉洪大，饮食不思，四肢酸软；脾脉微小，沙沉气虚，冷肠腹痛，比较特殊。

肾脉微小：肾虚无力，小便甚多。

肺脉洪大：大肠风痰，不咳即活。

肺脉微小：大肠受寒，痰气痛疼。

命脉洪大：三焦受热，头昏脚软；五谷不消，小便不通；插足冷麻；气血不调，耳伴虚鸣。

脾脉洪大：饮食不思，四肢酸软。

脾脉微小：沙沉气虚，冷肠腹疼。

附：诸药性之所宜论①

发用紫苏、姜汁、灯心、纹银、葱白、椿皮、陈艾、萝卜兜②，煎水为丸。

---

① 《诸药性之所宜论》相当于临床常用的中药手册，它列举了数十个常见病症及其对应的药物。如发汗用紫苏、姜汁；发表用荆芥、薄荷；呕吐用煨姜、灶心土；咳嗽用萝卜根、枇杷叶；霍乱用苎麻根、黑狗尾草；腹痛用龙芽草、高粱秆；痢疾用茨梨根；补心用枣仁、寸冬；泄心用黄连、木香；温心用石菖蒲、苏藿香；凉心用竹茹、连翘；补小肠用牡蛎；泄小肠用紫苏；温小肠用茴香、乌药；凉小肠用花粉、黄芩；补脾用参术、黄芪；泄脾用枳壳、青皮；温脾用丁香、胡椒；凉脾用滑石；补胃用白术、扁豆；泄胃用芒硝、大黄；温胃用吴萸、白蔻；凉胃用山栀、黄连；补大肠用肉蔻、诃子；泄大肠用麻仁、槟榔；温大肠用附子、干姜；凉大肠用槐花、条芩；补肺用阿胶、五味；泄肺用葶苈、苏子；温肺用生姜、冬花；凉肺用玄参、贝母；补肝用丹皮、木瓜；泄肝用柴胡、青黛；温肝用吴萸、干姜；凉肝用菊花、车前；补胆用龙胆草、木通；泄胆用青皮、川芎；凉胆用竹茹、青皮；补肾用熟地黄、山茱萸；泄肾用前仁、泽泻；温肾用沉香、补骨脂（破故纸）；凉肾用黄柏、知母；补膀胱用橘核、续断；泄膀胱用生地、黄柏；温膀胱用猪苓、法夏；补三焦用黄芪、益智仁；泄三焦用木通、茯苓；温三焦用干姜、肉桂、附子；凉三焦用石膏、竹叶、地骨皮；补胞胳用地黄、肉桂、木香、枳壳、乌药、山栀子。以上数十例，药物上百种，若使用得当，都十分有效。特附于此，以备参考。

② 萝卜兜为方言词，即萝卜根。后文"柱麻兜"即苎麻根。

表用荆芥、薄荷、车前子（去心火）、灯心（咳嗽），加萝卜兜。

呕吐加煨姜、灶心土、高粱杆〔秆〕（去壳）为引。

咳嗽加百阳皮（少用）、紫苏壳、萝卜兜、枇杷叶（火去毛尖）、寸冬（去心）。

霍乱：柱〔苎〕麻兜、黑狗尾草，煨姜为引。

腹痛：龙芽草、高粱杆〔秆〕（去壳）为引。

痢疾：茨藜〔梨〕根为引。

补心：

心虚不昧〔寐〕用枣仁，寸冬远志并茯神。

竺黄山药与生地，归芎倍用养其荣。

泄心：

心热所用当何药？黄连一味玄胡索。

木香少许不须多，灯心引下君火灼。

温心：

心中冷气石菖蒲，苏藿香温莫踌躇。

脉弱脉迟须仔细，用在补凉着意扶。

凉心：

凉心竹茹与珠〔朱〕砂，连翘牛黄虚实加。

犀角恐伤胃中虚，迟寒脉弱用之差。

补小肠：

  小肠虚虚牡蛎功，浮沉无力补心中。

  此系心中结气冷，小肠浮沉而有功。

泄小肠：葱白、紫苏、荔枝子、木通，引经除痛。

温小肠：

  小肠迟寒无着落，急把茴香芷乌药。

  大茴能温须少下，反助乌药小便多。

凉小肠：

  小肠火甚脉浮甚，俱在膀胱隔位寻。

  花粉能解胃中毒，渗入小肠涤黄芩。

补脾经：

  补脾参术与茯苓，莲米黄芪扁豆陈。

  甘草芡实加乌药，苍术燥温起脾神。

泄脾经：

  泻脾枳壳与青皮，石膏推用要相宜。

  虚实之中君须记，脉弱微分切忌之。

温脾经：

  温脾下陷要丁香，藿香胡椒与良姜。

  附子官桂吴茱萸，此属太阳内密方。

凉脾经：

　　　凉脾分明一位强，滑石湿热入膀胱。

　　　脉在实洪兼有力，若逢虚细微参详。

补胃经：

　　　补胃黄芪与白术，陈皮扁豆开胃忧。

　　　莲子芡实并半夏，山药苍术和胃足。

泄胃经：

　　　阳明燥火口中干，三药之法仔细探。

　　　芒硝枳实兼大黄，脉中微分费谪量。

温胃经：

　　　胃中沉寒叩〔蔻〕藿香，益智厚朴及丁香。

　　　吴萸草蔻并白蔻，良姜香附加木香。

凉胃经：

　　　胃热微微用山石，连翘竹茹加山栀。

　　　黄连黄芩天花粉，葛根升麻知母是。

补大肠：

　　　大肠虚虚用牡蛎，粟壳莲子真是奇。

　　　肉蔻龙骨柯梨勒，诃子塞收补肠胃。

泄大肠：

　　　阳明沉力枳实壳，芒硝大黄二味药。

　　　桃仁麻仁并润燥，槟榔石解〔斛〕归葱着。

温大肠：

　　大肠寒冷吴茱萸，肉蔻附子不可离。

　　干姜木香和砂仁，那〔哪〕怕肠中下冷痢。

凉大肠：

　　大肠下血用槐花，条芩生地二味加。

　　但看脉中如有力，只此二部却热邪。

补肺经：

　　补肺阿胶共黄芪，人参寸冬五味施。

　　山药紫菀并百部，茯苓多加益肺虚。

泄肺经：

　　泄肺防风与葶苈，脉来风热着药皮。

　　枳壳宽中泽泻引，苏子降气往下坠。

温肺经：

　　肺寒干姜与生姜，急温白蔻与丁香。

　　中和气散声无力，冬花白术苡仁良。

凉肺经：

　　凉肺沙参天门冬，玄参贝母桔梗中。

　　绿见红数瓜蒌子，栀芩人便共成功。

补肝经：

　　补肝泄肺何药加，丹皮滋水用木瓜。

　　蛤粉炒下真阿胶，苡杜枣皮壮红花。

泄肝经：

　　浮沉有力青皮泄，芍药酸枣用不差。

　　浮实柴胡沉青黛，内外热中用却他。

温肝经：

　　沉寒箭冷吴茱萸，迟迟茹桂及枣施。

　　四物干姜齐着力，恐人厥阴费力多。

凉肝经：

　　脉来数数用菊花，胡连胆草散邪风。

　　车前青皮加下饮，即云君火敬肝家。

补胆经：

　　胆虚不昧〔寐〕龙胆草，当归白术真果好。

　　枣仁炒制见奇汤，木通饮下胆中实。

泄胆经：

　　浮中数数用柴胡，青黛青皮二药扶。

　　陈皮川芎能行上，温胆汤中丹密方。

凉胆经：

　　胆经风大不可当，黄连胆去泗中冷。

　　竹茹扫开风中泪，菊花露冷青皮囊。

补肾经：

　　肾中虚虚熟地黄，芡实龟板共锁阳。

　　虎骨牡蛎山茱萸，杜仲牛膝螵蛸强。

泄肾经：

  肾中数数何药先？前仁泽泻是当前。

  实而有力兼知柏，虚中却去损先天。

温肾经：

  膃肭脐中起沉疴，沉香暖肾直到底。

  肾中寒冷破故纸，桂附麻茸〔绒〕难急助。

凉肾经：

  凉肾黄柏与知母，脉中燥实腰疼楚。

  多用丹皮清内热，有汗应难地骨皮。

补膀胱经：

  膀胱虚损石菖蒲，橘核龙骨好温补。

  小便水多兼益智，续断酒炙不可无。

泄膀胱经：

  膀胱数数生地纳，此系血精入膀胱。

  医者何心多劳劬，黄柏光用甘草凉。

温膀胱经：

  热气膀胱水不行，一夜不眠到五更。

  芒硝滑石车前子，猪苓法夏不可倍。

补三焦：

  手上少阳三焦明，胃上黄芪胆中行。

  中焦甘草补脐膀，三焦虚弱益智仁。

泄三焦：

　　火结三焦如何治？泽泻茯苓通水路。

　　车前木通皆利水，阴阳冲胃但治之。

温三焦：

　　三焦迟寒皆无力，上吐中呕下疼急。

　　虚寒呕吐莫说热，干姜肉桂附子齐。

凉三焦：

　　三焦脉数皆有力，石膏竹叶清热气。

　　中焦点力酒栀仁，凉透三焦地骨皮。

补胞胳：

　　胞胳虚虚用地黄，微细迟迟加桂香。

　　红花枳壳乌药泄，燥火唯下栀子凉。